妇科临床病例图解

Gynecology Clinics Illustrated

著　者　[新加坡] Sun Kuie Tay

主　译　成　健

译　者（按姓氏笔画排序）

王　聪　王　燕　车亚玲

刘高伟　孙美蓉　陆美荣

赵文娇　高　婉

世界图书出版公司

西安　北京　上海　广州

图书在版编目（CIP）数据

妇科临床病例图解 /（新加坡）郑春贵（Sun Kuie Tay）著；成健主译 . —西安：世界图书出版西安有限公司，2022.2
书名原文：Gynecology Clinics Illustrated
ISBN 978-7-5192-9100-6

Ⅰ. ①妇 … Ⅱ. ①郑 … ②成 … Ⅲ. ①妇科病—病案—图解 Ⅳ. ① R711-64

中国版本图书馆 CIP 数据核字（2022）第 027551 号

书　　名	妇科临床病例图解 Fuke Linchuang Bingli Tujie
原　　著	［新加坡］Sun Kuie Tay
主　　译	成　健
责任编辑	李　娟　杨　菲
装帧设计	新纪元文化传播
出版发行	世界图书出版西安有限公司
地　　址	西安市锦业路 1 号都市之门 C 座
邮　　编	710065
电　　话	029-87214941　029-87233647（市场营销部） 029-87234767（总编室）
网　　址	http://www.wpcxa.com
邮　　箱	xast@wpcxa.com
经　　销	新华书店
印　　刷	陕西金和印务有限公司
开　　本	787mm×1092mm　　1/32
印　　张	8.25
字　　数	180 千
版次印次	2022 年 2 月第 1 版　2022 年 2 月第 1 次印刷
版权登记	25-2019-018
国际书号	ISBN 978-7-5192-9100-6
定　　价	98.00 元

医学投稿　xastyx@163.com　‖　029-87279745　029-87284035
☆如有印装错误，请寄回本公司更换☆

译者名单
Translators

主　译

成　健　西安市中心医院

译　者（按姓氏笔画排序）

王　聪　西安市中心医院

王　燕　西安市中心医院

车亚玲　西安市中心医院

刘高伟　西安市中心医院

孙美蓉　西安市中心医院

陆美荣　西安市中心医院

赵文娇　西安市中心医院

高　婉　西安市中心医院

前　言
Preface

　　临床实践是临床医学的核心学习过程。然而，妇科的临床教学正面临着课程时间缩短、学员与患者接触机会减少等方面的巨大挑战。这本书主要针对临床学生、妇科住院医师、家庭医生及护士，以"导师—学徒"的方式，对 23 种临床情景进行了论述，这些临床情景基本涵盖了最常见的妇科疾病。

　　每一种临床情景都是以简短陈述患者主诉的形式开始，而学习目标在这些陈述后以提问的方式提出。建议妇科住院医师及具有一定妇科经验的家庭医生在阅读相关病例所提供的详细信息前，先对自身现有知识进行评估。为模拟妇科临床日常实践过程，我们列出了与主诉及相关检查有关的条件，并用大量临床图片加以说明。对与现有症状相关的一些重要疾病，我们也会详细阐述，以避免读者因需要鉴别学习而被迫去查询更多的书籍。

　　本书主要从具体临床问题入手，这与传统教科书有明显区别。在传统的教科书中，系统解剖学及病理学的相关知识是比较分散的。但在提供某些疾病综合性知识的方面，这本书并不能取代传统教科书。

　　作者利用其妇科 30 多年的临床经验，既阐述了常见的妇科疾病，也提到了临床中的一些罕见病例。无论读者是妇科医疗工作的新手还是经验丰富的妇科医生，这本书都可以为他们的诊断、研究和疾病管理提供指导。同时，这本书还提高了读者对人们普遍关注的女性健康问题的认识。

  我要感谢我的导师，妇产科、病理科和外科的同事，以及众多的住院医师、医学生和护士，他们帮助我丰富了妇产科实践经验，提高了专业水平。我特别感谢英国伦敦大学学院、皇家妇产科医学院荣誉教授 Albert Singer 博士，他是我的良师益友，他给了我思想启迪。我还要感谢我的妻子和家人，没有他们的牺牲与耐心，没有他们慷慨、不懈的支持与鼓励，就没有我现在的专业成绩，我也无法完成这本书的编写。

Sun Kuie Tay MBBS, MD FRCOG

Singapore 2017

目　录
Contents

病例 1
原发性闭经

16 岁女孩，月经还未来潮。
- 这种情况正常吗？
- 月经是如何产生的？
- 如何解释这名女孩的情况？
- 该女孩应该做哪些检查？

这种情况正常吗？

女性青春期的发动是从卵巢分泌雌激素开始的，接着是乳房的发育，在乳头下可以扪及坚硬的结节。这通常发生在 10~11.5 岁，被称为乳房萌发。女性月经初潮大概在乳房萌发的 3 年内。

月经初潮的平均年龄为 12.5 岁。不足 10% 的女性月经初潮发生在 11 岁之前，90% 的女性月经初潮的平均年龄为 13.7 岁。乳房萌发后的 3 年月经未来潮者或者 16 岁以后月经未来潮者是不正常的，被称为"原发性闭经"。原发性闭经的发生率不足 1%。

月经是如何产生的？

月经是子宫内膜功能层坏死、脱落所致的子宫周期性出血。正常月经持续 3~8d，平均出血量为 30mL。

子宫内膜由基底层及含有子宫内膜腺上皮和基质的功能层

组成。子宫内膜的血液供应来自螺旋小动脉，螺旋小动脉是由子宫基底动脉和放射状小动脉分支形成的。在增殖期（月经周期第 4~14 天），雌激素使子宫内膜上皮细胞和基质细胞增殖，形成腺上皮，并使腺上皮伸长。子宫内膜厚度从 2mm 增加到 8mm，螺旋小动脉伸入基质。在分泌期（月经周期第 15~28 天），孕激素抑制有丝分裂活动，导致上皮细胞腺体增大，富含糖原的细胞质呈空泡状。间质水肿。

月经期（月经周期第 1~7 天）是孕激素撤退的结果。月经来潮前，子宫内膜被白细胞浸润，增加了组织中前列腺素、血栓素和内皮素的含量。这些血管活性因子介导螺旋小动脉收缩，导致子宫内膜功能层坏死和脱落，继而小动脉松弛、出血、组织破裂，从而形成月经。

如何解释这名女孩的情况？

原发性闭经可能是由解剖、生化或染色体异常引起的，也可能是医源性干预的结果。根据病理解剖位置，将导致原发性闭经的因素进行分类。

1. 末端器官缺失

• 米勒管发育不良（Mayer-Rokitansky-Kuster-Hauser 综合征：子宫和阴道上段 2/3 发育不良）。

• 睾丸女性化综合征。

• 5α - 还原酶 2 型缺乏症。

睾丸女性化综合征又被称为"完全性雄激素不敏感综合征"。这是一种 X 染色体连锁的隐性疾病，雄激素受体基因突变位于 X 染色体的长臂上。尽管具有正常的 46，XY 的染色体核型，但是细胞表面雄激素受体功能的缺失导致这些体外生殖器的男性化失败。因此，这部分人表现为正常的女性表型，具有正常阴唇、阴蒂及阴道口。但他们也有正常的睾丸，能够正常分泌睾酮，并能转化为双氢睾酮。米勒管抑制因子的正常分泌导致输卵管、子宫和阴道近端缺失。

5α – 还原酶 2 型缺乏症是一种常染色体缺失，会导致睾酮无法转化为具有生物活性的双氢睾酮。这些病例在新生儿期存在性别模糊性，没有输卵管、子宫和阴道。在表现为女性外生殖器的病例中，诊断可能会被推迟到青春期出现原发性闭经时。

2. 卵巢功能障碍

• 性腺发育不全（特纳综合征）。

• 自发性的 46，XX 原发性卵巢功能不全。

• 自身免疫性卵巢炎。

• 医源性因素：如放射线或者化学治疗（简称"化疗"）。

特纳综合征由 Henry Turner 在 1938 年首次提出，用以描述 45，XO 核型的女性胎儿。此后又出现了其他染色体的畸变，特别是异染色体，如 X 染色体短臂等臂 i（Xp）或者长臂等臂 i（Xq）。目前，经典核型 45，XO 占特纳综合征的 50%。特纳综合征的发病率为 1/2 000（女性活产儿）。出生婴儿的诊断率为 15%，儿童期的诊断率为 20%，青少年期的诊断率为 25%，成年期的诊断率为 40%。最常见的表现为身材矮小，蹼颈，肘外翻增加、青春期不发动，卵巢发育不全导致原发性闭经或者卵巢发育不全或早衰导致继发性闭经、不孕症，以及其他内分泌疾病、心血管疾病和骨质疏松。特纳综合征的主要治疗方法是生长激素和雌激素联合应用促进青春期发育，并在成年期采用雌激素替代疗法。治疗时还应注意控制内分泌、心血管疾病和代谢并发症。

3. 垂体病变

- 放射治疗（简称"放疗"）引起的垂体病变。
- 全垂体功能减退症。

4. 下丘脑疾病

- 器质性原因：①颅咽管瘤或者畸胎瘤；②卡尔曼综合征（缺氧性促性腺激素功能低下型性腺功能减退症——未能达到青春期）。
- 功能性原因：①极端肥胖；②慢性疾病；③体重减轻；④营养不良；⑤剧烈运动；⑥压力过大；⑦抑郁症；⑧精神药物治疗；⑨娱乐性药物滥用。

5. 下生殖道异常

- 处女膜闭锁。
- 阴道发育不全。

下生殖道畸形罕见。据估计，下生殖道畸形的发病率为1/4 000~1/10 000。在这种情况下，月经形成正常，但隐藏着下生殖道的闭锁，这一现象被称为"隐性月经"。每月发生一次的腹痛及血肿。血肿可表现为直肠指检时可扪及盆腔包块。在处女膜闭锁的情况下，体格检查可在阴道口看见一个青色的凸起。

6. 先天性肾上腺皮质增生症（CAH）

雄激素分泌过多的女性中有2%会发生先天性肾上腺皮质增生症。在这种情况下，21-羟化酶缺乏阻断了皮质醇的生物合成，导致促肾上腺皮质激素分泌增加及肾上腺促进雄激素分泌过多。

先天性肾上腺皮质增生症更常见于原发性闭经和因男性化性别模糊不清的女性。迟发性先天性肾上腺皮质增生症很少表现为继发性闭经。

该女孩应该做哪些检查?

原发性闭经是一种症状,而不是诊断。检查对于诊断闭经的潜在病因非常重要,但在进行实验室检查前,获得详细的病史,进行彻底的体格检查是至关重要的。

1. 病　史

详细的病史记录是必须的。新生儿性别不清、性腺隐匿或腹股沟疝可能提示,性腺发育不良或者雄激素不敏感综合征。青春期后周期性腹痛提示隐性月经,可能还有内分泌疾病史或者其他重要的病情和治疗史。

2. 体格检查

• 身材矮小和畸形可能提示特纳综合征。

• 乳房未开始发育可能意味着青春期延迟。

• 腹部包块可能是由于隐性月经所致的子宫增大,或者卵巢发育不全所致的卵巢肿瘤。

• 处女膜闭锁的生殖道异常可表现为阴道口青色凸起。在阴道闭锁的病例中,阴道的缺失在临床上是很明显的。

• 阴蒂肥大是雄激素过多所致的男性化标志。

• 子宫缺失可能提示米勒管发育不良或者雄激素不敏感综合征。

3. 实验室检查

• 盆腔超声检查可以用来诊断米勒管异常,探测是否存在血肿。

• 血清卵泡刺激素（FSH）与黄体生成素（LH）比值升高，提示性腺发育不良或特纳综合征。正常 FSH/LH 比值水平与米勒管发育不良或雄激素不敏感综合征一致。可根据临床诊断的疑点选择一些特殊的检查，例如，染色体分析，血清皮质醇水平和雄激素水平，以及中枢神经系统影像学检查。

特别提示

月经并无功能，但反映了女性的正常生理状态。

原发性闭经的病例解析

一名身高 1.5m，体重 45kg，身体健康，月经还未来潮的 20 岁女性，体形正常。乳房发育为 Tanner 4 期，外阴阴毛缺失，外生殖器为婴儿型。盆腔超声提示子宫大小为 4.8cm×1.4cm×2.4cm，子宫内膜薄，显示欠清。双侧卵巢均小，右侧卵巢大小为 1.5cm×0.9cm×1.8cm，左侧卵巢大小为 1.4cm×1.3cm×0.5cm。血清激素水平与原发性卵巢功能不全一致（如下表所示）。染色体分析显示 X-常染色体平衡易位，断点位于 X 染色体长臂 2 区 1 带和 8 号染色体长臂上的 2 区 4 带（黑色箭头）。这种染色体构成的最常见的表型是，卵巢早衰或性腺发育不全引起的原发性闭经。

检查结果

激素	结果	正常值范围
卵泡刺激素	154.3U/L	3~20U/L（卵泡期）
黄体生成素	39.8U/L	2~15U/L（卵泡期）
雌二醇	< 43pg/mL	9~221pg/mL（卵泡期）
孕酮	0.9ng/mL	0.1~1.5ng/mL（卵泡期）
游离睾酮	1.7pmol/L	0.07~13.5pmol/L
硫酸脱氢表雄酮	4.13μmol/L	0.9~11.2μmol/L
催乳素	10.1ng/mL	0.5~18.1ng/mL
促甲状腺激素	0.62U/L	0.45~6.20U/L
染色体核型	46，X，t（X；8）（q21；q24.2-24.3）	

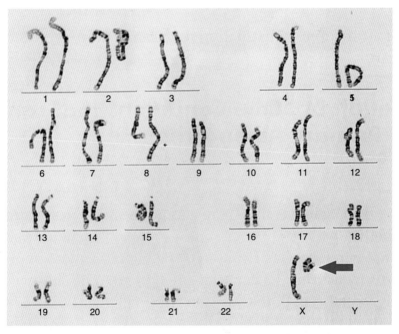

▶ 染色体易位。

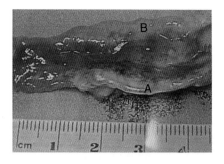

▶ 图示一个发育不良的条索状卵巢和一条正常的输卵管。这名 17 岁女孩的主诉是原发性闭经。通过检查发现其右侧卵巢有一个 16cm 的未成熟畸胎瘤,左侧卵巢呈条索状。卵巢发育不良与恶性肿瘤的高发生率有关。

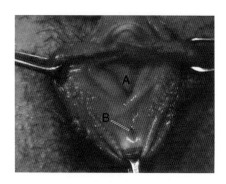

▶ 20 岁女性,结婚 1 年。经检查发现有腹痛及原发性闭经。图中显示了一个扩张的尿道通道(A),通过它进行性交。尿道下的小凹陷(B)为阴道闭锁的位置。阴道成形术成功地解决了这名患者月经无法排出的问题。

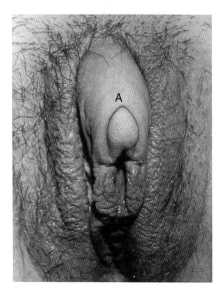

▶ 图示阴蒂增大(A)。阴蒂的正常直径为 4mm。

(车亚玲 译)

病例 2
月经稀发

25 岁女性，因月经失调、月经延迟 3 个月就诊。

- 患者的症状可以用什么医学术语描述？
- 正常月经是如何调节的？
- 什么原因会导致该患者的症状？
- 哪些检查有助于明确诊断？

患者的症状可以用什么医学术语描述？

月经稀发的定义为月经频率减少，月经周期为 6 周至 6 个月。

正常月经是如何调节的？

月经周期由下丘脑—垂体—卵巢—子宫内膜轴调节。下丘脑脉冲式释放促性腺激素释放激素（GnRH），GnRH 刺激垂体前叶促性腺激素细胞合成和释放卵泡刺激素（FSH）和黄体生成素（LH）。FSH 对于卵泡的发育和成熟，以及颗粒细胞合成雌激素很重要。卵泡期约为 14d，循环雌激素水平升高可刺激子宫内膜上皮细胞和基质细胞的增殖，使子宫内膜增厚至 8mm。同时，血清中升高的雌激素对下丘脑起负反馈作用，由分泌 FSH 转为分泌 LH。在 LH 高峰及排卵后，卵泡形成黄体，黄体可以分泌孕激素。正常黄体期持续 14d，在黄体期，孕激素抑制上皮细胞和间质细胞的有丝分裂活动，刺激子宫内膜腺体增大，通过螺旋小动脉明显向间质延伸、小动脉与腺体伸长缠绕来诱导间质蜕膜化。如果没有妊娠，没有人绒毛膜促性腺激素（hCG）的刺激作用，则黄体退化（黄体溶解）。孕激素的撤退伴随着子宫内膜组织中前列腺素 F2α、血栓素和内皮素分泌的变化。这些组织化学介质诱导螺旋小动脉收缩。子宫内膜功能层的坏死和崩解最终导致小动脉损伤、出血和组织破裂，形成月经。月经周期一般为 21~35d，平均 28d。

什么原因会导致该患者的症状？

- 多囊卵巢综合征（PCOS）。
- 高催乳素血症。
- 甲状腺疾病。
- 迟发性先天性肾上腺皮质增生症。
- 库欣综合征。
- 肢端肥大。
- 泌乳。
- 更年期。
- 体重变化。
- 体育锻炼过度。
- 心理或情绪压力。
- 医源性因素，包括精神药物、只含孕激素的避孕药。

哪些检查有助于明确诊断？

- 月经来潮的第 2 天检测血清中 FSH、LH 及雌二醇水平是有用的，当血清中 FSH 及 LH 水平升高，提示卵巢功能衰竭或卵巢抵抗。LH/FSH 比值 >2.5 提示 PCOS。

- 血清硫酸脱氢表雄酮（DHEAS）及游离睾酮水平：高雄激素血症可能与经典的多囊卵巢疾病（即 Stein-Leventhal 综合征）有关，高雄激素血症可能由卵巢或者肾上腺异常引起。

- 血清催乳素水平：血清催乳素水平升高可能是由于催乳素瘤、甲状腺功能减退或精神药物引起的变化导致的。

- 血清促甲状腺激素（TSH）和游离甲状腺素（T_4）水平：原发性甲状腺功能减退与下丘脑分泌促甲状腺激素释放激素（TRH）增加有关。TRH 的 α 亚基可能促进催乳素的分泌。

- 血清 17- 羟孕酮水平：促肾上腺皮质激素刺激试验后血清 17- 羟孕酮水平低于 10 000ng/L，排除迟发性先天性肾上腺皮质增生症。

- 血清皮质醇和生长激素对库欣综合征及肢端肥大有诊断价值。

- 盆腔超声扫描：卵巢形态特征对 PCOS 有诊断价值。

典型病例 ➤

多囊卵巢综合征（PCOS）

育龄期女性 PCOS 的发病率为 4%~12%，90% 的 PCOS 患者会出现月经稀发，30% 的 PCOS 患者会出现继发性闭经。Stein 和 Leventhal 与 1935 年首次描述了一组以继发性闭经或者月经稀发、多毛、不孕和卵巢增大为特征的女性。当卵巢皮质增厚且无血管时，这种缺陷被认为是一种原发性卵巢疾病，在卵泡闭锁的不同阶段有多个卵泡下囊肿。

组织学上表现为卵泡基质增生和卵泡膜细胞黄素化。如今，这种疾病被认为与广泛的内分泌和代谢紊乱有关，被更恰当地命名为多囊卵巢综合征（PCOS）。PCOS 的病理生理学表现为下丘脑对 GnRH 的脉冲式释放存在缺陷，导致相对于 FSH 而言，垂体对 LH 的分泌占主导地位。LH 水平的升高刺激了卵泡膜细胞中雄激素的合成。而 FSH 水平降低则导致颗粒细胞内催化雄激素转化为雌激素的芳香化酶活性降低，卵泡发育不良，卵泡闭锁加重，排卵失败。外周组织胰岛素抵抗增强，可引起高胰岛素血症，脂肪细胞分泌的脂联素增加，血脂异常。

PCOS 的诊断至少应符合以下 3 项标准中的 2 项：①少排卵或无排卵，如月经稀发或闭经。②临床上表现为高雄激素血症（多毛症）或生化检查中表现为高雄激素血症（游离睾酮、DHEAS 升高）。③在超声下定义的多囊卵巢，至少在 1 个卵巢内有 12 个或者更多直径为 2~9mm 的卵泡，或卵巢总体积大于 10cm^3。

PCOS 的治疗方案根据女性的生育需求而定。雌孕激素复合口服避孕药适合暂无怀孕计划的女性。对于那些正在备孕的女性而言，用枸橼酸氯米芬或者二甲双胍进行促排卵治疗可能会获得成功。管理生活方式，包括调整饮食和适当体育锻炼，也是 PCOS 治疗中不可或缺的一部分。卵巢楔形切除或者卵巢打孔手术治疗很少用于对药物治疗没有反应的女性。

PCOS 与高血压、高血糖和（或）糖尿病、高脂血症等代谢综合征有关，并且可能会增加子宫内膜增生及子宫内膜腺癌的风险。对这些女性应该进行长期的医学监测。

月经稀发的病例图示

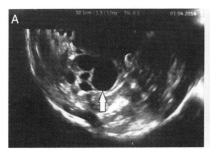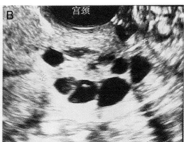

▶ A. 正常排卵的卵巢中有一个优势卵泡（白色箭头）。B. 多囊卵巢综合征患者的卵巢边缘有多个卵泡。

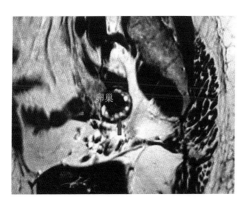

▶ MRI 示典型的多囊卵巢的外观。卵巢周围排列着多个小卵泡（红色箭头）。这张图片为一名因为其他原因而进行 MRI 检查的女性，MRI 并不是诊断多囊卵巢综合征所必需的常规检查。

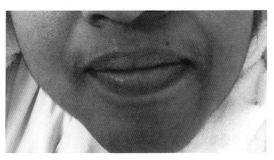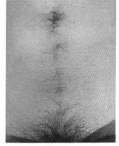

▶ 图示 1 例多囊卵巢综合征患者有面部多毛现象和男性阴毛分布模式。

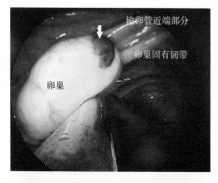

输卵管近端部分

卵巢固有韧带

卵巢

▶ 腹腔镜图片显示卵巢有一个光滑的囊。这名女性被诊断为多囊卵巢综合征，并正在接受枸橼酸氯米芬口服治疗。这张图片显示了排卵的证据（白色箭头）。

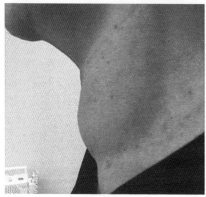

▶ 患甲状腺肿的女性患者。

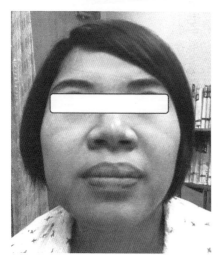

▶ 26岁女性，面部粗糙，患有肢端肥大症和月经稀少。对比不同年份拍摄的照片，可以看到一些特征性的变化。

（车亚玲 译）

病例 3
继发性闭经

26 岁女性患者，主诉为停经 9 个月。

- 继发性闭经的定义是什么？
- 什么情况会导致继发性闭经？
- 出现继发性闭经应该做哪些基本检查？

继发性闭经的定义是什么？

继发性闭经的定义为患者排除妊娠的情况下月经停止，既往月经规律者月经停止 6 个月或以上者，月经稀发者月经停止 12 个月或以上者。导致继发性闭经最常见的生理性原因为妊娠或者哺乳。哺乳期女性排卵稀发且不稳定；而只要女性还在哺乳，闭经就会持续。一些女性在平均 6 个月的哺乳期后可恢复月经。

按上述定义，继发性闭经的患病率为 3%，在大学生中为 3%~5%，在耐力运动员中为 5%~60%，在芭蕾舞演员中为 19%~44%。

什么情况会导致继发性闭经？

引起继发性闭经的病理原因可根据病变的解剖部位进行分类（* 表示常见原因）。

1. 生殖道病变

- 子宫腔粘连综合征。

- 宫颈狭窄。
- 阴道粘连。
- 子宫放疗。
- 含有孕激素的宫内节育系统。

2. 卵巢病变

- 卵巢早衰[*]。
- 针对卵巢进行放疗或者应用全身细胞毒性化疗药物[*]。

3. 垂体病变

- 催乳素瘤[*]。
- 多囊卵巢综合征（PCOS）[*]。
- 希恩综合征。
- 自身免疫性垂体炎。
- 垂体放疗。
- 全垂体功能减退症。
- 甲状腺功能减退[*]。

4. 下丘脑病变

器质性原因：

- 颅咽管瘤或畸胎瘤。
- 颅脑外伤。

功能性原因：

- 饮食失调（厌食症或暴食症）[*]。
- 极端肥胖[*]。
- 慢性疾病。
- 减肥[*]。
- 营养不良。
- 极端的体育锻炼。

- 压力过大[*]。
- 抑郁[*]。
- 精神药物治疗。
- 娱乐性药物滥用。

出现继发性闭经应该做哪些基本检查？

对继发性闭经的女性进行检查的目的是，为了对潜在的病因进行管理。

1. **病　史**

- 月经初潮的时间及月经史。
- 饮食和运动习惯。
- 体重的变化。
- 慢性疾病及用药史。
- 溢乳。
- 雄激素过多的症状、甲状腺功能异常或者血管舒缩不稳定。

2. **体格检查**

- 测量患者的身高、体重及体重指数。
- 检查甲状腺。
- 注意雄激素过高的症状：痤疮和男性化（多毛症、阴蒂肥大）。
- 检查生殖道是否通畅。
- 低雌激素血症，如阴道黏膜变薄。
- 体型异常，如蹼颈或者发际线低（特纳综合征）。

3. **基本检查**

- 妊娠试验。
- 血清黄体生成素（LH）、卵泡刺激素（FSH）、催乳素和促甲状腺激素的水平测定。

- 对于高雄激素血症的患者，应测定血清游离睾酮和总睾酮，以及硫酸脱氢表雄酮（DHEAS）的水平。
- 对于身材矮小的患者应进行基因表型分析。
- 进行盆腔超声检查以便能够发现生殖器官的结构异常。

典型病例 ➤

子宫腔粘连综合征

1948 年，Joseph Asherman 首次描述了一组在女性中发生的病症：这些女性有周期性的盆腔痛，却没有月经来潮。子宫腔粘连综合征是指育龄期女性发生的宫腔粘连，但不包括为了治疗目的而引起宫腔粘连的情况。在这种情况下，子宫内膜的基底层被破坏，间质纤维化，腺体稀少并且被呈囊状扩张的柱状上皮替代。子宫内膜功能层发育不良表现为停经。

导致子宫腔粘连综合征最常见的原因是对妊娠子宫进行刮宫术，如人工流产、流产或产后出血。在这些刮宫手术中，子宫腔粘连综合征的发病率为 7%~20%。对非妊娠的子宫进行手术，如诊断性刮宫和子宫肌瘤切除，子宫腔粘连综合征的发病率为 0.2%~1.6%。由结核杆菌及血吸虫引起的子宫罕见的感染也会导致子宫腔粘连综合征。

依据宫腔粘连的程度，临床表现包括继发性闭经、月经稀发、生育力低下，也包括周期性盆腔痛。

检查发现，患者的雌激素水平正常时，在月经周期的不同阶段，其 FSH/LH 比值正常。盆腔超声及 MRI 扫描提示可能为宫腔粘连，但是确诊需要进行宫腔镜检查。

子宫腔粘连综合征的治疗需要手术切除粘连病灶，术后放置宫内节育器预防手术创面再粘连，并给予雌激素治疗加强子宫内膜功能层的修复。月经周期的恢复依赖于残留的基底层内膜，但是能成功怀孕的患者很少。

卵巢早衰

卵巢性腺功能低下或原发性卵巢功能不全通常也被称为卵巢早衰。它被定义为从初潮年龄到 40 岁之间的卵巢功能丧失，尽管偶尔会出现月经来潮和自然妊娠。这与绝经期提前是不同的，在绝经期提前的患者中，停经和自然妊娠能力的丧失是永久性的。

引起卵巢早衰最常见的原因包括特发性因素（46%）、特纳综合征（30%）、自身免疫性多内分泌腺综合征Ⅱ型（8%），以及其他常见原因（6%）。

卵巢早衰表现为雌激素缺乏、骨质疏松症及心血管疾病。诊断依据是血清 FSH 和 LH 水平升高，循环雌二醇水平降低，卵巢组织学检查显示卵巢原始卵泡缺失，部分患者需进一步进行染色体核型分析。

卵巢早衰的治疗为雌激素、孕激素替代治疗。生育可通过卵子或者胚胎捐赠项目来实现。

功能性下丘脑性闭经

功能性下丘脑性闭经（FHA）是继发性闭经最常见的病因，占可逆性继发性闭经的 35%。它以雌激素和雄烯二酮水平较低，FSH/LH 比值升高和 LH 脉冲频率及峰值受抑制为特点。促性腺激素释放激素（GnRH）缺乏是功能性和部分性的，这一点在 GnRH 激动剂刺激试验中得到证实。这是饮食摄入量低（神经性厌食症、长期轻度脂肪摄入限制），剧烈的体育锻炼，体重减轻，以及精神或心理压力的结果。饮食在 FHA 中的作用可能是通过几种神经内分泌因子介导的，其中最重要的是神经肽 Y、瘦素和促生长激素释放素。神经肽 Y 主要由下丘脑的弓状核和室旁核产生。它控制身体的能量平衡，对 GnRH 的释放起直接调控作用。FHA 女性体内的神经肽 Y 水平较低。瘦素是脂肪细胞分泌的一种多肽，对 GnRH 脉冲式释放及垂体的性腺细胞有刺激作用。肥胖时瘦素分泌增加，饥饿时分泌减少。与年龄、体重指数和体脂组成相匹配的健康女性相比，FHA 患者的循环瘦素水平较低。促生长激素释放素是一种由胃、十二指肠、下丘脑和垂体的泌酸细胞分泌的酰化肽。促生长激素释放素刺激食欲，降低脂肪利用率，抑制 LH 的脉冲分泌。在患有 FHA 的女性中，由于进食方式不适当和能量负平衡，促生长激素释放素水平升高。

高强度的体育锻炼、体重减轻和精神压力增加了中枢神经系统内源性 β – 内啡肽的释放。β – 内啡肽可抑制 GnRH 和 LH 的脉冲式释放。

高催乳素血症

催乳素是由垂体催乳素细胞产生的一种激素。催乳素分泌的生理调节机制是通过下丘脑多巴胺抑制通路进行的，高催乳素血症是一种血清催乳素持续升高的状态，不包括妊娠和泌乳期。在女性中，高催乳素血症最常见的表现为月经稀发、继发性闭经、溢乳或不孕。增大的垂体腺瘤压迫视交叉而表现出的视野缺损很罕见，但对临床治疗非常重要。慢性性腺功能减退症可能有以下特点：性欲丧失、习惯性流产和低雌激素性骨量减少。

慢性高催乳素血症的病理原因包括以下 4 个方面：

● 垂体腺瘤：最常见的为垂体微腺瘤。

- 原发性甲状腺功能减退：40% 的原发性甲状腺功能减退患者为高催乳素血症。
- 慢性肾衰竭：30% 的女性肾衰竭患者和 80% 的女性肾透析患者为高催乳素血症。
- 多巴胺受体抑制药物：吩噻嗪、丁酰苯、甲氧氯普胺。
- 下丘脑—垂体轴紊乱：颅咽管瘤和胶质瘤，精神或情绪应激。

2 次或 2 次以上血清催乳素水平升高即可诊断为高催乳素血症。高催乳素血症的根本原因必须通过详细的临床病史和药物史、体检和相应的实验室检查来确定。在尚无明确的高催乳素血症病因的情况下，MRI 成像可对垂体鞍区紊乱和下丘脑病变做出很好的评估。

治疗高催乳素血症的首要原则仍然是针对病因治疗。而无症状的高催乳素血症也应该被治疗。无论患者年龄大小，垂体微腺瘤合并轻度高催乳素血症都很少进展为大腺瘤。长期随访中，在患有轻度高催乳素血症而没有微腺瘤的情况下，有不到 20% 的女性血清催乳素水平升高 1 倍。

对有闭经、不孕和性腺功能减退症状的女性，应给予多巴胺受体激动剂、溴隐亭或卡麦角林治疗。溴隐亭在 90% 的病例中是有效的，可使血清催乳素水平正常，腺瘤缩小。对于没有怀孕意愿的女性，雌孕激素复合口服避孕药或雌激素替代治疗是治疗高催乳素血症的一种替代疗法。

继发性闭经的病例解析

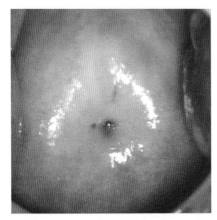

▶ 32岁女性，宫颈上皮内瘤变Ⅲ级，累及宫颈管。在对宫颈进行 CO_2 激光锥状活体组织检查（简称"活检"）后，其月经逐渐减少，4个月后月经完全停止。这与逐渐加重的周期性痛经样下腹部疼痛有关。这张彩色图片显示出宫颈外口严重粘连、狭窄，宫颈下段完全阻塞（图中未显示），阻塞了月经的流出，这种情况被称为继发性隐性月经。

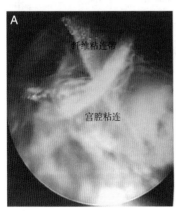

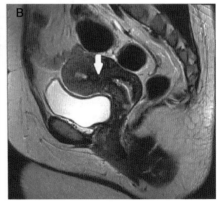

▶ 39岁女性，在怀孕前3个月进行了1次吸宫手术。在接下来的6个月里，她没有恢复月经。临床检查及血清 FSH 水平正常，LH、催乳素、促甲状腺激素（TSH）、游离甲状腺素（T_4）均正常。临床诊断为子宫腔粘连综合征。A. 在宫腔镜检查中显示宫腔粘连。B. 在 T2 加权 MR 图像上显示粘连导致子宫内膜腔闭塞（白色箭头）。

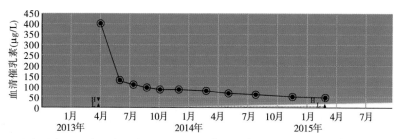

▶ 这张图表显示溴隐亭治疗 12 个月的血清催乳素水平的变化。患者在治疗开始后 3 个月内月经恢复正常。

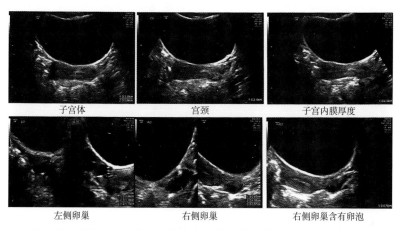

子宫体　　　　　　　　宫颈　　　　　　　子宫内膜厚度

左侧卵巢　　　　　　右侧卵巢　　　　右侧卵巢含有卵泡

▶ 22 岁女性，闭经 18 个月。患者身体健康，每周进行 5 次以上有氧运动和 5km 慢跑。身高 1.56m，体重 45.7kg，体重指数为 18.8kg/m^2。这张经腹部超声扫描的图片显示，患者子宫体积小（14.5cm^3），子宫内膜薄（3.4mm），卵巢含有多个小卵泡（直径 3~9mm）。患者内分泌情况正常：FSH=6.1U/L（卵泡期 1.0~14.0U/L），LH=1.2U/L（卵泡期 1.0~7.5U/L），雌二醇 =78.3pmol/L（卵泡期 46~607pmol/L），催乳素 =8.9 μg/L（正常范围 5.0~27.7 μg/L），TSH=3.56mU/L（正常范围 0.65~3.70mU/L），游离 T$_4$=10.1pmol/L（正常范围 8.8~14.4pmol/L）。患者被诊断为 FHA。

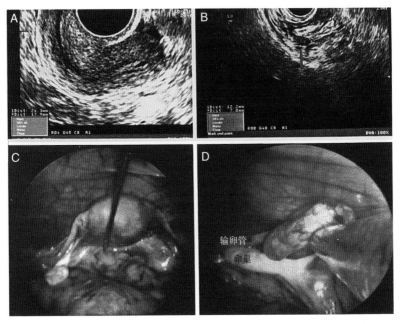

▶ 18 岁女孩，月经初潮第 1 年（13 岁）有几次月经史。在接下来的 4 年里月
经均未来潮。没有其他相关的内科、外科或精神病史。体格检查显示身体健
康，无畸形。第二性征正常。A. 显示子宫长径 24mm，前后径 18mm，横径
27mm，体积 6.07cm^3，子宫内膜厚度 2.7mm。右侧卵巢显示不清。B. 左侧卵
巢长径 12mm，前后径 7mm，横径 9mm，体积 0.39cm^3（红色箭头）。图 C（子
宫和左侧卵巢）和图 D（右侧卵巢和输卵管）显示腹腔镜下盆腔的解剖情况。

　　该女性患者因卵巢功能不全而继发闭经（血清生化分析及检查结果见下表），可能是由于病毒性卵巢炎或自身免疫性疾病所致。

患者血清生化分析及检查结果

激素	结果	正常范围
FSH	26U/L	3~20U/L（卵泡期）
LH	20U/L	2~15U/L（卵泡期）
雌二醇	8pg/mL	9~221pg/mL（卵泡期）
孕酮	0.3ng/mL	0.1~1.5ng/mL（卵泡期）
游离睾酮	0.2pmol/L	0.07~13.5pmol/L
硫酸脱氢表雄酮	2.7μmol/L	0.9~11.2μmol/L
催乳素	21ng/mL	0.5~18.1ng/mL
TSH	0.9U/mL	0.45~6.20U/mL
染色体核型	46，XY，未发现易位缺失	
左右卵巢活检	原始卵泡缺失	

（车亚玲　译）

病例 4
经间期出血

一名 30 岁女性，主诉经间期出血。

- 经间期出血是否正常？
- 经间期出血的常见原因是什么？
- 根据患者的症状应该如何进行下一步检查？

经间期出血是否正常？

在生育年龄，几乎所有女性都会有月经量或月经周期模式改变的体验。排除妊娠或激素类药物治疗的因素，任何发生于两次正常月经之间的子宫出血，都可被称为经间期出血（IMB）。

IMB 包括 2 种类型，出血仅有 1 次且在 2 次正常月经中间出血，以及 2 次月经之间断续出血。第一类 IMB 是生理性的，有 20%~30% 的女性可发生，或 1%~2% 的月经周期中可发生。其特点是出血发生于月经周期的第 10~16 天，持续 12~72h，出血量通常不多或很少，通常被描述为"点滴出血"。

生理性的 IMB 与排卵有关，卵泡晚期血清雌激素水平迅速增加。由于雌激素对腺垂体的负反馈调节作用，以及相应的黄体生成素的增加，导致循环中雌激素水平在排卵前突然下降，循环中雌激素水平的变化使子宫内膜崩解从而导致子宫出血。

经间期出血的常见原因是什么?

正常月经间期无固定模式的不规则出血与排卵无关,可能由多种原因导致。

- 卵巢功能失调:无排卵。
- 子宫异常:子宫内膜息肉,子宫肌瘤,子宫内膜癌,子宫肉瘤。
- 内分泌异常:甲状腺异常。
- 感染:子宫内膜炎。
- 医源性因素:避孕药,宫内节育器,抗凝药物。
- 其他非子宫因素导致的异常阴道出血:宫颈息肉,子宫内膜异位症,宫颈癌,阴道肿瘤,外阴肿瘤,生殖器疣。

根据患者的症状应该如何进行下一步检查?

- 病史:①有无可识别的规律月经。②与月经周期有关的详细出血情况。③刺激性出血,如性生活。④相关症状,尤其是盆腔痛、性交困难。⑤应用药物,包括雌激素、避孕药。⑥宫颈癌筛查情况。
- 体格检查:①甲状腺检查。②有无腹部或盆腔包块。③有无下生殖道病变。④子宫大小及形状。⑤附件区及盆腔有无压痛、结节或包块。
- 实验室检查,初步检查应包括以下内容:①宫颈癌筛查,如果之前1年内未查。②如果有宫颈炎或子宫内膜炎临床证据,通过阴道拭子及宫颈管拭子进行细菌学检查。③盆腔超声检查可用于排除子宫病变及盆腔其他异常情况。

典型病例 ➤

无排卵性出血

　　月经间期不规则子宫出血可能是无排卵的表现，在月经周期建立前几年中，无排卵与下丘脑—垂体—卵巢轴调节功能尚未成熟相关。在围绝经期，无排卵是卵巢功能不断衰退的表现。而在两期之间的生育年龄无排卵，最常见的病因是多囊卵巢综合征，主要临床表现为月经量少及继发性闭经，而不是 IMB。

　　正常月经源于受黄体功能影响的全部功能层子宫内膜坏死、剥脱，是孕酮水平下降的结果，而无排卵性月经周期中子宫内膜为持续受雌激素刺激的状态。增殖期子宫内膜浅表层不规则、不均衡地坏死、剥脱则导致 IMB。

子宫内膜息肉

　　子宫内膜息肉为有蒂或无蒂的子宫内膜过度生长引起的，由子宫内膜、间质及血管组成。子宫内膜息肉可单发也可多发，大小从数毫米到数厘米不等，很少恶变，但在高危人群中，恶变率高达 10%。子宫内膜息肉的病因尚不清楚，但其发病率似乎在生育年龄随年龄增长而增加。种群研究表明，子宫内膜息肉的发病率为 7%~30%。其他高危因素包括不孕、高血压、肥胖、服用他莫昔芬。口服具有高水平抗雌激素作用的孕激素类避孕药，可能在对抗子宫内膜息肉方面有一定的保护作用。

　　大多数子宫内膜息肉没有临床症状。内膜息肉最常见的临床表现是异常子宫出血，包括绝经后出血。

　　目前经阴道超声检查仍是临床中应用最为广泛的检查，其灵敏度为 100%，特异度为 70%，阴性预测值为 100%。而在宫腔镜引导下的活检及病理学诊断是最可靠的诊断方法。

10mm 以下的无症状子宫内膜息肉多能自然消退，可以姑息治疗。有症状或较大的子宫内膜息肉，可以通过宫腔镜下子宫内膜息肉电切术或宫腔镜下息肉切除术治疗。在有其他指征的情况下，可行子宫切除术。

经间期出血的病例图示

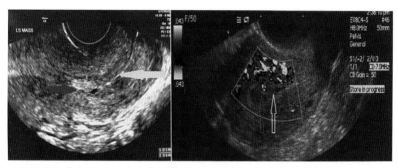

▶ 经阴道超声检查显示子宫内膜息肉（左图）；右图为彩色多普勒扫描，显示息肉内（白色箭头）的血流信号（红色箭头）。

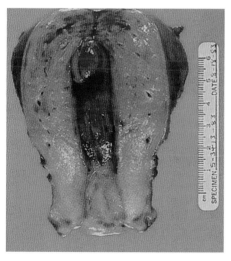

▶ 子宫切除术后标本，显示宫腔内子宫底部的子宫内膜息肉。

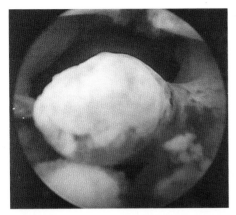

▶ 宫腔镜下带蒂的子宫内膜息肉，位于宫腔内子宫底部，为纤维瘤样息肉（译者注：病理报告中常写作"腺肌瘤样息肉"）。

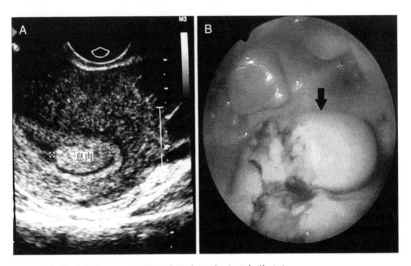

▶ A.子宫内膜息肉；B.经宫腔镜检查证实（黑色箭头）。

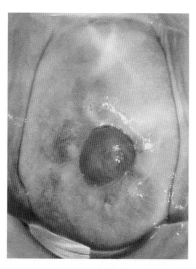

▶ 宫颈息肉，患者表现为阴道不规则点滴出血。

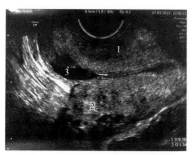

▶ 经阴道超声显示子宫下段剖宫产瘢痕组织部位肌壁瘢痕缺损，子宫前壁局部肌壁变薄（标记"1"），与正常肌壁厚度对照（标记"2"）。缺损处大小约 1.9cm×0.6cm×1.8cm，积液也可证实（标记"3"）。

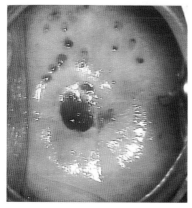

▶ 女性患者，主诉阴道不规则点滴出血。这一症状经常出现于月经来潮前 1 周或来潮后 1 周内。图示宫颈阴道多个子宫内膜异位。

（赵文娇　译）

病例 5
月经失调

45 岁已婚女性，育有 2 子，主诉月经不规律 3 个月。
- 从月经史中应该了解哪些具体情况?
- 如何解释这种症状?

从月经史中应该了解哪些具体情况?

"月经不规律"是妇科最常见的症状之一。查看患者的月经记录是明确月经失调的唯一方法。

应从月经的几个特征来确定是否为正常月经，包括月经量、出血特点及持续时间。月经周期的长短可以通过 2 次月经开始日期之间的间隔时间来确定。因此，月经失调可按以下几种类型分类:

- 月经周期不规律。
- 经间期出血致月经周期不规律。
- 月经前出血致月经周期异常。
- 伴随有月经后出血的月经。
- 不规则出血，不能分辨周期。
- 性交后出血。
- 绝经后出血。

如何解释这种症状？

导致月经失调的原因可以是生理性的，也可以是病理性的。月经周期平均为 28d，包括 14d 的卵泡期和 14d 的黄体期。生理性的黄体期持续时间仅有很小的波动。相比之下，卵泡期持续时间变化幅度较大，为 7~21d。因此，生理状态下月经周期的长短为 21~35d。对于一名女性而言，月经周期在日历上记录的日期可能有变化，但通过仔细观察月经记录，可以发现月经周期的规律。

无周期性的子宫出血或月经周期不规律也可能预示着病理性的情况，需要进行全面的临床评估以明确诊断。

国际妇产科联盟（FIGO）对异常子宫出血的病因进行了分类，并按首字母总结为缩略语"PALM-COEIN"，包括息肉（polyp）、子宫腺肌病（adenomyosis）、子宫肌瘤（leiomyoma）、恶性肿瘤和增生（malignancy and hyperplasia）、凝血功能障碍（coagulopathy）、排卵功能障碍（ovulatory dysfunction）、子宫内膜病变（endometrial）、医源性疾病（iatrogenic）和尚未分类的疾病（not-yet-classified）。

在因围绝经期异常出血而到妇科就诊的女性中，病理诊断包括子宫内膜增生紊乱（20%）、分泌期子宫内膜（15%）、子宫内膜单纯性增生不伴异型性（30%）、子宫内膜复杂性增生伴异型性（5%）、子宫内膜炎（15%）、子宫内膜息肉（10%）及恶性肿瘤。以下情况应考虑异常围绝经期出血：持续大量的阴道出血，进行性加重的痛经、经间期出血，以及性交后出血。

1. 绝经过渡期无排卵

卵泡闭锁在女性的整个生殖年龄段均可发生。40 岁以后由于卵泡储备减少，可能表现为卵巢对垂体卵泡刺激素（FSH）的刺激反应低下，无排卵性周期出现的频率增加。这种向绝经期过渡的状态通常被称为围绝经期。其特点是，在月经周期延长之前，有一段时间不定的月经周期较最初缩短的过程。最后一次月经标志着绝经期的开始。在围绝经期，月经量有明显的变化，常表现为月经前阴道点滴出血。这些变化是生理性的，但临床医生必须注意与异常子宫出血相鉴别。

2. 多囊卵巢综合征

月经不规律是多囊卵巢综合征最常见的临床表现之一。估计有 20% 患多囊卵巢综合征的女性表现为闭经，更多女性表现为月经稀发。而月经不规律是由于无对抗的雌激素刺激导致子宫内膜增厚，子宫内膜更易出现表层崩塌、剥脱。在病程长的患者中，可以出现子宫内膜增生。这是 40 岁以下女性子宫内膜癌发病最常见的原因之一。

3. 早期妊娠并发症

随着女性年龄的增长，妊娠失败的发生率随之增加，40 岁以上女性妊娠失败导致流产的概率高达 40%。另外，有 1% 的女性为宫外孕或异位妊娠。早期妊娠流产通常无明显停经表现，仅有不规则子宫出血，患者可能根本就未察觉怀孕。所以当患者主诉为最近出现不规则子宫出血时，一定要高度警惕怀孕的可能。可以通过尿妊娠试验、血清人绒毛膜促性腺激素（hCG）检测，以及子宫及盆腔超声检查确诊。

4. 子宫内膜增生

由于雌激素刺激，在无孕酮对抗的状态下可以出现子宫内膜增生。子宫内膜增生表现为与基质相关的子宫内膜腺体过度增生。根据组织学结构的复杂性及细胞异常情况，子宫内膜增

生可进一步分为单纯性增生、单纯性增生伴异型性、复杂性增生、复杂性增生伴异型性。2014 年新的 FIGO 分期将其简化为两种类型，即良性子宫内膜增生，包括之前的单纯性增生不伴异型性和复杂性增生不伴异型性；不典型子宫内膜增生，包括伴异型性的单纯性增生及复杂性增生。这种分型反映出在发展为子宫内膜样腺癌之前子宫内膜的病理学状态。若未经治疗，单纯性增生恶变的概率为 1%，复杂性增生恶变的概率为 3%，单纯性增生伴细胞异型性恶变的概率为 8%，复杂性增生伴细胞不典型恶变的概率为 25%。在一些报道中，伴细胞异型性的复杂性增生患者中，有 20%~40% 被发现同时合并分化良好的子宫内膜腺癌。

子宫内膜增生可以表现为月经失调或围绝经期女性月经过多或绝经后出血。超声检查可以发现子宫内膜增厚，但诊断以病理组织学检查为标准。各种子宫内膜的取样或活检的方式均可采用，首选扩刮术。

5. 月经失调的其他原因

- 黄体制剂。
- 宫内节育器。
- 抗凝治疗。
- 甲状腺疾病。
- 高催乳素血症。

月经失调的病例图示

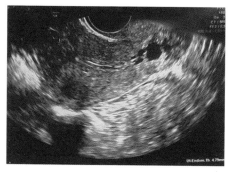

▶ 月经失调需考虑潜在的子宫内膜病变的可能。子宫内膜的结构可以在超声图像上很清楚地显示。图为经阴道子宫超声检查显示子宫内膜的厚度（4.79mm）。

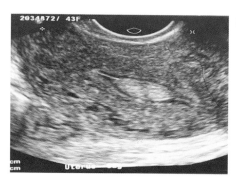

▶ 43岁女性主诉不规则子宫出血，超声检查显示子宫内膜息肉。

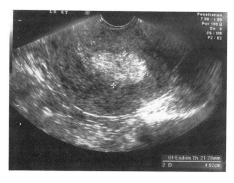

▶ 45岁女性主诉月经周期不规律，经阴道超声检查，显示子宫内膜为21.2mm，明显增厚。组织学诊断为子宫内膜癌。

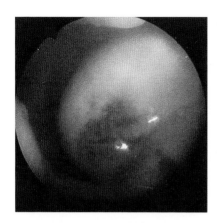

▶ 宫腔镜下可见一黏膜下肌瘤凸向宫腔，导致该患者月经失调。

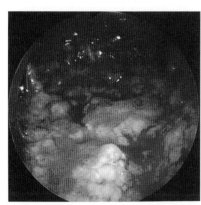

▶ 宫腔镜检查显示子宫内膜不规则增厚，该病例为子宫内膜单纯性增生。

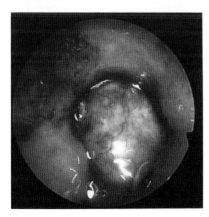

▶ 宫腔镜下见一枚巨大子宫内膜息肉，表面可见突出的血管，病理学检查证实为子宫内膜腺癌。

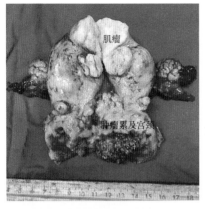

▶ 筋膜外子宫全切术及双附件切除术术后标本，显示巨大的子宫内膜癌且累及宫颈（Ⅱ期）。该图还显示了数个肌壁间肌瘤，这些肌瘤可以影响医生对该患者月经失调的判断。

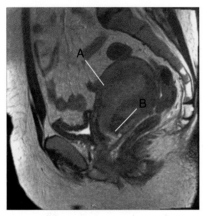

▶ 盆腔 MRI T2 加权图像，显示子宫底部子宫内膜肿瘤，该肿瘤局限于子宫内膜。

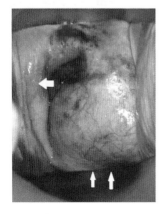

▶ 35 岁女性主诉正常月经后阴道少量出血。阴道镜下可见宫颈 Nabothian 囊肿（两个细箭头），表面上皮呈炎性改变，有大量毛细血管及充血扩张的静脉，还可看到少许出血。宫颈右侧（白色粗箭头）外观正常。

（赵文娇　译）

病例 6
月经过多

40 岁女性，主诉月经过多 6 个月。
- 正常月经的生理调控机制是什么？
- 出血量达到多少可被认为是月经过多？
- 如何解释该患者的症状？
- 特发性月经过多的治疗原则是什么？

正常月经的生理调控机制是什么？

月经是子宫内膜剥脱而引起的子宫出血，与其他伤口出血的生理控制过程相同，包括止血、血管收缩、组织修复。

- 止血。一方面，控制剥脱子宫内膜中螺旋小动脉破裂引起出血的第一步，是激活血小板和形成血小板栓塞暂时封闭血管。随后，激活凝血因子级联反应和形成纤维蛋白。然而，与其他部位相比，这个过程在子宫内膜中开始得要慢一些。另一方面，通过尿激酶和组织型纤溶酶原激活物激活纤溶酶而介导的纤维蛋白溶解过程迅速启动，阻止子宫腔内血凝块形成。子宫内膜上的组织型纤溶酶原激活物水平明显高于其他组织，其活性受到孕酮的抑制。

- 血管收缩。在月经来潮的最初 20h，受损的螺旋动脉剧烈收缩，从而控制子宫出血，前列腺素 F2α 收缩血管，而前列腺素 E2（PGE2）扩张血管。受损的子宫内膜释放血管内皮素，其诱导血管和子宫平滑肌收缩，在维持血管收缩的过程中也起到重要作用。前列腺素 F2α 可促进子宫内膜释放血管内皮素。

● 子宫内膜修复。子宫内膜的再生从月经周期第 2 天开始，于月经第 5 天完成子宫内膜的上皮细胞再生。这两个过程在子宫内膜再生中起着重要作用：①雌激素依赖的子宫内膜及基质增殖；②组织缺氧诱导子宫内膜血管生长因子释放，主要是血管内皮生长因子（VEGF）和成纤维细胞生长因子（FGF）。

出血量达到多少可被认为是月经过多？

通常月经期可持续 3~8d，平均总出血量为 40mL（ 37~43mL ）。大多数出血发生在月经来潮的最初 48h 内。尽管不同女性的月经周期和出血量差异很大，但就个体而言，尤其是 20~40 岁的女性，月经周期及出血量仍处于相对稳定的状态。

月经出血量超过 80mL 可导致女性的生活质量下降，包括生活不便利、旷工，并可以导致贫血。这种情况被称为月经过多，而不是月经量多。

9%~14% 有月经的女性经历过月经过多。12~24 岁的女性年发病率最低，为 0.67%；45~49 岁的女性年发病率最高，可达 5.4%。发病率从 25 岁至 49 岁逐渐增高，可能与子宫内膜病变的发生率随着年龄的增长而升高有关。

月经过多的诊断，取决于患者关于月经改变情况和月经对身体健康及生活质量影响的主诉。血红蛋白水平下降支持月经过多的诊断。量化月经出血量只有在临床研究中才可行。图像辅助是监测疗效的有用的临床工具，但其与实际出血量并不相关，不能作为月经过多可靠的半定量评估依据。

如何解释该患者的症状？

根据病理生理学可将月经过多的病因分为功能失调性子宫出血（DUB）、盆腔病变、内科疾病及凝血功能障碍（详见下表）。

特发性月经过多是功能失调性子宫出血的首选术语。功能失调性子宫出血是月经过多最常见的临床表现，好发于月经建立初期或围绝经期。如果一名女性因为月经过多而承受身体、生活或经济上的负担，但没有器质性病变或妊娠，这种情况称为特发性月经过多。

大约 20% 的特发性月经过多与无排卵有关。特发性月经过多表现为月经周期不规律，月经过多且不伴疼痛，其病理生理与缺乏孕酮、雌激素持续刺激子宫内膜增生有关。子宫内膜增厚或增生过长，以及缺乏孕酮诱导的前列腺素 F2α（PGF2α）可

月经过多的病因

病因	病理
特发性月经过多	病因不明
盆腔病变	子宫肌瘤 子宫腺肌病 子宫内膜息肉 宫内节育器
内科疾病	甲状腺功能减退 库欣病 病毒性血小板减少，如登革热
凝血功能障碍	血小板减少性紫癜 血管性血友病先天性凝血因子缺乏 医源性：抗凝药物治疗

导致特发性月经过多。相反，有排卵的特发性月经过多有周期性，可能伴疼痛。其病理生理机制尚不明确，可能与血管收缩失调相关。子宫内膜分泌的血管收缩因子 PGF2α 与血管扩张因子 PGE$_2$ 变化明显（PGE$_2$/PGF2α 比值增加），子宫内膜血管内皮素分泌减少。

特发性月经过多的诊断需要排除盆腔病变及其他疾病引起月经过多的可能。如果病史中有月经失调、经间期出血、性交后出血、盆腔疼痛、经前疼痛、性交困难、无对抗应用雌激素或他莫昔芬等情况，应警惕子宫病变。需要对患者进行全面的身体检查，排除贫血、甲状腺功能减退、凝血障碍及盆腔病变，如子宫内膜异位症、子宫腺肌病、盆腔炎性疾病、子宫肌瘤、宫颈息肉或宫颈癌。子宫的病理学状态可通过盆腔超声、子宫内膜组织学检查及宫腔镜等进行检查。

经阴道超声检查对于子宫及盆腔病变的灵敏度为 96%，特异度为 89%。如果进行了 MRI 成像，也可以显示子宫病变。特定的子宫内膜病理诊断，尤其是恶性肿瘤，需要子宫内膜活检。在门诊，可通过 Pipelle 吸刮管及子宫内膜探查针对这一目的的获取一些子宫内膜样本。这些盲视取样技术与扩刮术相比，在诊断子宫内膜癌方面有相似的灵敏度。宫腔镜下子宫内膜活检在诊断引起月经过多的良性病变中，如黏膜下肌瘤、子宫内膜息肉，优于盲视取样。宫腔镜检查时总是同时行子宫内膜活检以排除子宫内膜病变。宫腔镜也是一种治疗手段，也可行手术治疗，如子宫内膜切除术、黏膜下肌瘤切除术等。

特发性月经过多的治疗原则是什么？

月经过多占妇科疾病就诊的 20%，月经过多的治疗包括急性出血的治疗及长期治疗。

1. 急性出血的治疗

治疗特发性月经过多导致的急性出血的药物包括前列腺素合成酶抑制剂、抗纤维蛋白溶解剂和孕激素。非激素疗法适用于月经期的治疗，以避免女性在下一月经周期怀孕时有致畸风险。

• 前列腺素合成酶抑制剂。甲芬那酸是前列腺素合成酶抑制剂的首选药物。它不仅能够降低子宫内膜中前列腺素的合成，而且能与前列腺素受体相结合，近 75% 接受甲芬那酸治疗的女性月经出血量可减少 25%~40%。因此，中度月经过多的女性对这种治疗方式最为满意。甲芬那酸还具有缓解痛经、经期偏头痛、恶心、呕吐的作用。

• 氨甲环酸。这种抗纤维蛋白溶解剂是治疗较为严重的月经过多的一线药物。在月经前 3d 口服（3g/d），可以减少约一半的月经出血量，这种服药方式在年轻女性中不会增加氨甲环酸相关血栓栓塞事件的风险。

• 孕激素。高剂量的孕激素（30mg/d）在月经过多急性期可通过多种作用机制有效止血。孕酮可以抑制子宫内膜生长，通过抑制组织型纤溶酶原激活物的释放减少子宫内膜纤维溶解，通过促进子宫内膜分泌血管收缩因子 PGF2α 增强子宫收缩，进而促进血管内皮素释放。

2. 慢性月经过多的长期治疗

选择药物还是手术治疗特发性月经过多取决于患者的年龄及有无生育要求，包括激素和非激素药物治疗。

• 孕激素周期治疗。口服孕激素可选择炔诺酮、醋酸甲羟孕酮、甲地孕酮。它们可抑制子宫内膜，并随着子宫内膜变薄及间质蜕膜样变使腺体萎缩。从月经周期第 5~25 天开始，每天服用 5mg 炔诺酮，可以减少 30% 的月经量。采用这种周期性服药的方式，炔诺酮也可以调整下次月经来潮的时间。另外，炔诺酮在治疗周期中有避孕作用。口服孕激素治疗的主要不良反应有乳房肿胀和压痛、痤疮、体重增加和水肿。

● 孕激素持续治疗。可以通过口服药物、长期反复肌内注射，或以子宫内孕激素释放系统的形式进行治疗。由此导致子宫内膜萎缩，从而减少月经出血量。通过这种方式治疗的女性很多会出现不规则月经稀发或闭经。其他的不良反应与孕激素治疗相关，参见"孕激素周期治疗"。子宫内膜的变化在停药后可迅速逆转。

● 雌孕激素联合法。口服药物最多可以减少月经过多患者50% 的出血量，尤为适用于需要避孕或调整不规则月经周期的年轻女性。对于 40 岁以上女性，如果无血栓栓塞的危险因素，如肥胖、高血压、吸烟等，则同样适用。

● 达那唑。据报道，低剂量（200mg/d）达那唑耐受性好，短期应用最多可减少月经过多患者 50% 的月经量，长期使用会出现月经稀发及闭经。

● 促性腺激素释放激素（GnRH）激动剂。人工合成的 GnRH 激动剂可以诱导垂体功能减退和闭经，由于雌激素水平下降的不良反应，其在特发性月经过多的治疗中应用受限。

● 宫腔镜手术治疗。对于无生育要求，特别是口服药物无效或不能耐受的患者，可考虑采用手术治疗特发性月经过多。

宫腔镜下子宫内膜手术的目的是为了减少子宫内膜的厚度，子宫内膜是月经的源头。子宫内膜切除术可通过宫腔镜下应用电切环切除子宫内膜。切除的子宫内膜经宫颈取出。或者可采取子宫内膜消融，即采用一些可能的物理方法破坏子宫内膜。第一代滚球透热技术已被第二代射频消融、微波、热球或自由流体热液技术所取代。由于子宫内膜切除或消融的程度不同，患者可能会出现闭经或月经稀发，并且可能出现子宫内膜再生或再次发生月经过多，可能需要再次手术。大约20%的女性经过宫腔镜子宫内膜切除术或消融术治疗后，最终需要行子宫切除术。

宫腔镜下子宫内膜手术是一种简单的手术，由于恢复时间短、并发症少，可作为日间手术施行，最常见的并发症是子宫穿孔，发生率为1%。总之，75%的女性对于保守性的宫腔镜下子宫内膜手术是满意的。

• 子宫切除术。这是月经过多的根治性治疗方案，患者满意度超过90%。但是，只有在患者无生育要求时才可选择子宫切除术。而且，子宫切除是大手术，其死亡率虽然很低，但明确有发生死亡的风险。与经腹子宫切除术相比，经阴道或腹腔镜下子宫切除术术后恢复时间更短，是首选的手术方式。

月经过多的病例图示

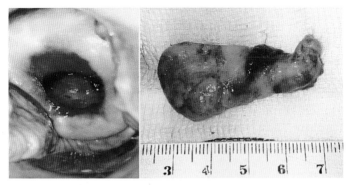

▶ 患者主诉数月来月经量过多，最近一次月经出血量很大而且7d后仍未见减少趋势。子宫大小正常，阴道窥器暴露宫颈可见宫颈息肉（左图），行宫颈赘生物摘除术后（完整息肉见右图），出血问题得到解决。

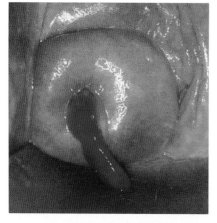

▶ 45 岁女性，主诉月经量增多数月，子宫大小正常，阴道窥器暴露宫颈可见舌状息肉突出于宫颈外口。超声检查证实其有巨大的子宫内膜息肉，其一部分表现为宫颈息肉。

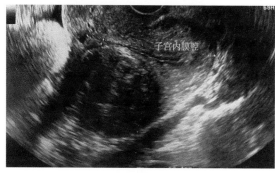

▶ 38 岁女性，主诉月经量增多 1 年，子宫增大如孕 8 周。盆腔超声扫描可见一个 6cm 大小的黏膜下肌瘤延伸入子宫内膜，这是导致月经过多最常见的肌瘤类型。

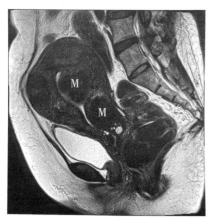

▶ 48 岁女性，主诉月经过多 12 个月。检查发现子宫增大如孕 14 周，盆腔 MRI 可见 2 个巨大的黏膜下肌瘤（标记为 M）凸向宫腔。

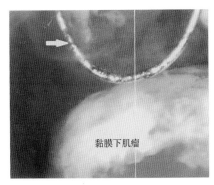

▶ 图示黏膜下肌瘤经宫颈宫腔镜下切除术，白色箭头所示为用于切除肌瘤的电切环，此电切环也可用于不合并肌瘤的月经过多患者行子宫内膜切除术。

黏膜下肌瘤

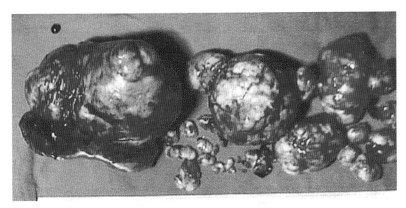

▶ 35 岁女性，月经过多发展至不可耐受。检查发现多发子宫肌瘤导致子宫增大，由于患者年轻，选择子宫肌瘤切除术。图示术中切除的多发子宫肌瘤。

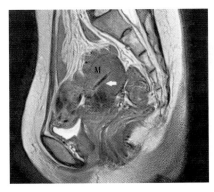

▶ 32 岁女性，月经过多渐进性加重伴痛经。MRI T2 图像显示子宫内膜（白色箭头）和子宫肌层（M）之间的结合带缺失，符合子宫腺肌病的诊断。

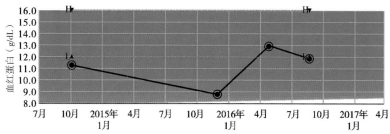

▶ 一例主诉月经过多的女性患者血清中血红蛋白水平的趋势图。经口服氨甲环酸治疗后，2016 年 1 月血红蛋白水平为 8.9g/dL，2016 年 5 月血红蛋白水平迅速恢复为 13.0g/dL，2016 年 9 月血红蛋白水平轻微下降，提示长期口服药物治疗后的依从性问题（1g/dL=10g/L）。

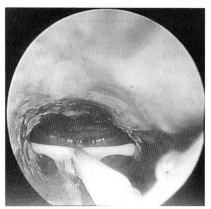

▶ 宫腔镜检查显示应用左炔诺酮宫内缓释系统（曼月乐®）后子宫内膜萎缩，该患者已闭经 2 年。

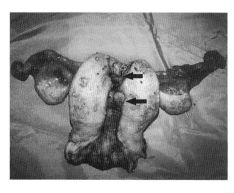

▶ 全子宫双侧输卵管卵巢切除术后标本，显示子宫内膜癌（箭头）。患者 48 岁，经期延长，月经过多 2 个月。

（赵文娇　译）

病例 7
性交后出血

有 2 次妊娠经历的 35 岁女性，主诉性交后阴道出血。
- 性交后出血通常需要做哪些检查？
- 性交后出血可能的来源有哪些？
- 什么原因会导致这种症状？

性交后出血通常需要做哪些检查？

非月经期间，任何阴道出血，不管是发生在性交时还是发生在性交后的阴道出血，均称为性交后出血（PCB）。育龄期女性的发病率为 0.7%~9%。报道的发病率受不同定义标准的影响，如确定性交与症状发生频率及发生时间相关性的标准。PCB 患者有 30% 伴随有月经异常，有 15% 伴随有性交困难。

性交后出血可能的来源有哪些？

PCB 可能来源于子宫，但最常见的出血来源于宫颈或阴道。

什么原因会导致这种症状？

癌症，尤其是宫颈癌是引起 PCB 最严重的疾病。宫颈癌在 25 岁以下的女性很少见，因此年轻患者不用感到恐慌。在英国，因 PCB 而到医院就诊的年长女性中有 2.7% 为癌症。虽然宫颈癌患者中只有 10%~30% 表现为 PCB，但在未行宫颈癌筛查的国家及癌症发生率高的国家，主诉 PCB 的患者被诊断为宫颈癌的概率更高。

PCB 其他常见的原因是生殖道感染（20%）、宫颈外翻（5%）、宫颈息肉（5%）。近 45% 的患者无病理学表现。

根据出血的来源，可将 PCB 的原因分为以下几个方面：

- 子宫原因：子宫内膜息肉、子宫内膜炎、宫内节育器、子宫内膜癌。

- 宫颈病变：宫颈外翻、宫颈炎、宫颈息肉、宫颈癌、宫颈疣。

- 阴道病变：阴道炎、阴道疣、阴道裂伤、阴道癌。

典型病例 ➤

宫颈外翻

这种宫颈的生理状态以前被称为宫颈糜烂，由于这个错误的命名带有一种病理暗示，可能使一些不谨慎的医生进行不必要的治疗。

宫颈阴道部分被宫颈管内的柱状上皮和宫颈管外的鳞状上皮覆盖，这两种上皮相接于鳞柱交界。青春期前，鳞柱交界位于宫颈管内，在窥器检查宫颈时不可见，宫颈完全被复层鳞状上皮覆盖，表面呈光滑的粉红色。

青春期和妊娠期，随着体内循环雌激素增加，宫颈增大，宫颈外口外翻，宫颈处鳞柱交界的位置相对改变，外露的宫颈外口出现红色的柔软组织，表现为糜烂样改变。实际上，红色"糜烂"是宫颈管内膜下端正常的单层柱状上皮外观。

宫颈外翻是在阴道酸性环境影响下发生的。柱状上皮化生为鳞状上皮，成熟的化生鳞状上皮与原始鳞状上皮难以区分，这种现象支持了"糜烂"已愈合的旧观念。

成熟的鳞状上皮和柱状上皮形成新的鳞柱交界。新旧鳞柱交界的鳞状上皮化生区域被阴道镜医生称为转化区。这是宫颈癌前病变和浸润癌发生的部位。

性交后出血的女性病例图示

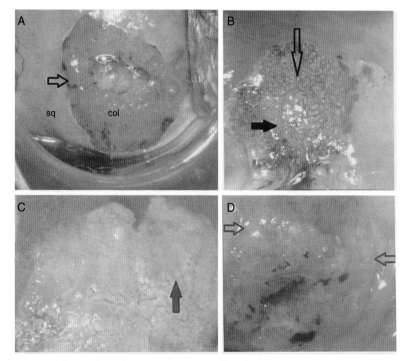

▶ 一名25岁女性宫颈外翻的演变过程。A. 糜烂表现为鳞状上皮(标记为"sq")和柱状上皮(标记为"col")之间有明确的边界。它们相接之处被称为鳞柱交界(空心箭头)。B. 绒毛样的柱状上皮结构更靠近表面(空心箭头)并逐渐融合(实心箭头)。C. 鳞状上皮化生成光滑的白色上皮,且有别于癌前病变的醋酸上皮,形成一个新的鳞柱交界(红色箭头)。D. 鳞状上皮完全化生成熟,原始鳞柱交界以红色空心箭头表示。

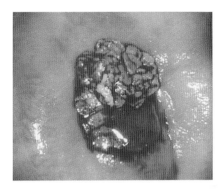

▶ 30 岁女性，主诉性交后出血 2 周，在宫颈的中央有一个肿瘤。

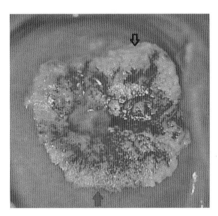

▶ 29 岁女性，主诉性生活后出血。图片显示一处鲜红色糜烂样病变。宫颈细胞学检查是高级别鳞状上皮内病变，经阴道镜检查已证实。蓝色箭头显示病变边缘轻微隆起，外观为生殖器疣。病灶的中央部分是出血，这正是导致该患者性生活后出血的原因。黑色空心箭头标记的是异常上皮区域，经活检证实为宫颈上皮内瘤变Ⅲ级。

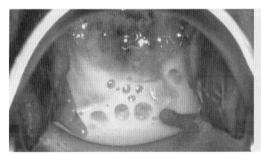
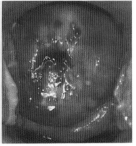

▶ 33 岁慢性宫颈炎女性患者，主诉性生活时及性生活后出现鲜血。左图显示大量的阴道分泌物，清除分泌物后如右图所示：整个宫颈有明显的炎症。

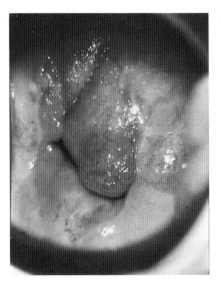

▶ 48 岁女性，主诉性生活后有少量出血，在宫颈外翻边缘处有一枚无蒂息肉。

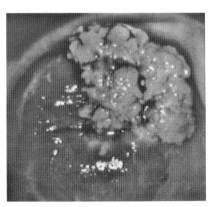

▶ 23 岁女性，主诉有短暂的性生活后出血史。图示在宫颈处有大的尖锐湿疣。尖锐湿疣多见于外生殖器，孤立的生殖器疣在宫颈处不常见。

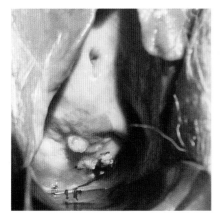

▶65 岁女性，主诉性生活后出血。图示在阴道下 1/3 处前壁可见一肿物。

（孙美蓉　译）

病例 8
绝经后出血

60 岁无妊娠史的女性，主诉阴道出血 1 周。

- 绝经后出血多久发生一次？
- 哪些疾病会引起绝经后出血？
- 绝经后出血应该如何评估？

绝经后出血多久发生一次？

绝经后出血（PMB）的定义为绝经后自发性阴道出血。女性一生中患 PMB 的风险约为 10%。但随着绝经时间的增加，PMB 发生率降低。最近欧洲一项研究报道了在绝经最初 12 个月内，女性中 PMB 的发生率为 409/1 000，绝经 3 年以上的女性中 PMB 的发率生为 42/1 000。

哪些疾病会引起绝经后出血？

阴道出血的来源可能是生殖道或邻近器官。

1. 生殖道出血

- 子宫体：息肉、子宫内膜炎、子宫内膜增生、子宫内膜癌、外源性雌激素治疗，以及使用他莫昔芬治疗。
- 宫颈：息肉、炎症、肿瘤。
- 阴道：阴道炎、肿瘤。
- 外阴：外阴炎、肿瘤。

- 输卵管：肿瘤。
- 卵巢病变：肿瘤、颗粒细胞瘤。

2. 非生殖道出血

- 膀胱：膀胱炎、肿瘤。
- 尿道：尿道肉阜。
- 肛门：痔疮、肿瘤。
- 直肠：痔疮、肿瘤。

应如何评估绝经后出血？

　　由于子宫内膜癌主要是绝经后疾病，90% 的子宫内膜癌表现为子宫出血，因此，所有绝经后出血，无论出血量多少，都应进行评估。PMB 患者中 5%（范围为 1%~10%）为子宫内膜癌，10% 为子宫内膜息肉。临床检查可发现下生殖道病变，但需进一步行宫颈癌筛查、盆腔超声扫描、子宫内膜活检等检查。

　　盆腔超声检查是评价 PMB 最主要的检查方法。经阴道盆腔超声检查对卵巢和子宫内膜病变具有很高的灵敏度。绝经后无出血的患者子宫内膜平均厚度为 2.3mm，绝经后出血的患者子宫内膜平均厚度为 3.9mm，子宫内膜癌患者的子宫内膜平均厚度为 21mm。以子宫内膜厚度 5mm 为标准，经阴道盆腔超声检查检测子宫内膜癌的灵敏度和特异度分别为 85% 和 75%。患子宫内膜癌的风险随子宫内膜厚度的增加而增加：子宫内膜厚度 <4mm 者占 4.6%，4~10mm 者占 16%，10~15mm 者占 55%。阴性预测值为 99%。

　　在诊断子宫内膜癌时，子宫内膜活检的灵敏度与常规的全面诊刮相同，已成为 PMB 患者子宫内膜病理学评估的一种选择。超声测量子宫内膜厚度 <4mm 且宫颈细胞学正常的女性，除非

PMB 复发，否则可不行子宫内膜活检。一年内 PMB 复发的女性患子宫内膜癌的绝对风险为 8%。

PMB 诊断还可采用宫腔镜或扩刮术。PMB 的女性有子宫内膜增厚表现，但子宫内膜活检正常时，应进一步行宫腔镜检查。宫腔镜可以对子宫腔进行全面的检查，对子宫息肉和黏膜下肌瘤的诊断有实用价值。在 PMB 合并子宫内膜增厚的女性中，宫腔镜检查显示 36% 为息肉，15% 为肌瘤，25% 为子宫内膜增生，10% 为子宫内膜癌。相反，在没有 PMB 的情况下，绝经后子宫内膜增厚的女性有 67% 为息肉，3% 为增生，无子宫内膜癌。

宫腔镜检查在发现息肉时可行息肉切除，并可在子宫内膜异常区域直接进行活检以评估。在宫腔镜检查未发现异常子宫内膜时，应行扩刮术。

典型病例 ➤

子宫内膜癌

子宫内膜癌是发达国家盆腔生殖器官最常见的恶性肿瘤，在新加坡，其发病率在过去 40 年呈上升趋势（如下图所示）。2009—2013 年，子宫内膜癌占新加坡女性所有癌症的 6%。在被诊断为子宫内膜癌的女性中，45 岁以下占 16%，45~54 岁占 30%，55 岁以上占 54%。

约 90% 的子宫内膜癌表现为异常子宫出血：月经过多、月经频发出血及 PMB。晚期子宫内膜癌的患者，尤其是病理类型为乳头状浆液或透明细胞型，可出现腹痛、腹胀、阴道排液、体重减轻或排尿、排便习惯改变等其他症状。

合并肥胖、不孕、多囊卵巢综合征、高血压、糖尿病和乳腺癌的女性，患子宫内膜癌的风险增加 2~3 倍。在绝经女性中，

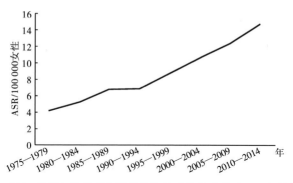

▶ 1975—2014 年新加坡子宫内膜癌年龄标准化发病率（ASR）的趋势。

月经初潮年龄早、绝经年龄晚、应用他莫昔芬和雌激素替代治疗史是罹患子宫内膜癌的已知危险因素。有遗传性非息肉性结肠癌（HNPCC）家族史的女性，其 DNA 错配修复（MMR）基因（*MSH*1、*MSH*2、*MSH*6）中存在常染色体显性种系突变，70 岁时发生子宫内膜癌的风险为 40%~60%。在 50 岁之前被诊断出子宫内膜癌的患者中，HNPCC 占 9%，而同年龄人群的基础风险为 1.5%。值得注意的是，患子宫内膜癌或卵巢癌的 HNPCC 患者中有 1% 会因前哨癌而被诊断。相反，服用雌孕激素复合口服避孕药 12 个月以上或绝经后接受雌孕激素替代治疗的女性，患子宫内膜癌的风险降低 50%。

根据组织学分类，80% 以上的子宫内膜癌为Ⅰ型或子宫内膜样腺癌，通常与不典型子宫内膜增生相关。其病因为无对抗的持续雌激素刺激。Ⅱ型子宫内膜癌被认为与雌激素无关，发生于老年女性，具有高度组织学类型，如子宫乳头状浆液癌或透明细胞腺癌。这些肿瘤是由突变的 *p*53 致癌基因导致的。

子宫内膜癌的诊断是通过子宫内膜取样或活检，或者常规宫腔镜检查及扩刮术进行的。盆腔超声扫描可显示子宫内膜增厚，这对于绝经后常规子宫内膜厚度 <3mm 的女性尤其有用。盆腔 MRI 可显示子宫肌层浸润深度、宫颈间质浸润、子宫外及腹膜淋巴结转移。

子宫内膜癌的分期以子宫全切术、双侧输卵管卵巢切除术、盆腔及主动脉旁淋巴结切除组织的手术病理评估为基础。由于异常子宫出血，2/3 的子宫内膜癌可在 FIGO Ⅰ 期被诊断（FIGO 分期见下表）。

子宫内膜癌的主要治疗方法是手术，包括剖腹探查、腹腔冲洗液的细胞学检查、子宫全切术、双侧输卵管卵巢切除术、任何可疑病变的活检、盆腔和主动脉旁淋巴结切除术。大网膜切除术也适用于乳头状浆液癌或透明细胞癌。手术方式可以通

子宫内膜癌（国际妇产科联盟）FIGO 分期

分期	标准
Ⅰ	肿瘤局限于子宫体
Ⅰ A	肿瘤局限于子宫，没有或 <1/2 子宫肌层浸润
Ⅰ B	肿瘤局限于子宫，>1/2 子宫肌层浸润
Ⅱ	肿瘤累及宫颈间质，但未扩散至宫外
Ⅲ	肿瘤累及子宫附件、阴道或腹膜后淋巴结
Ⅲ A	肿瘤累及子宫体浆膜层或附件
Ⅲ B	阴道和（或）宫旁受累
Ⅲ C1	肿瘤转移至盆腔淋巴结
Ⅲ C2	肿瘤转移至腹主动脉旁淋巴结
Ⅳ	肿瘤远处转移
Ⅳ A	肿瘤侵犯膀胱和（或）肠黏膜
Ⅳ B	远处转移，包括腹腔转移和（或）腹股沟淋巴结转移

过剖腹手术、腹腔镜手术或机器人辅助手术进行。

根据癌症复发的风险，建议术后是否进行辅助治疗。

- 低风险：ⅠA 期，无须辅助治疗。

- 中度风险：外部和（或）阴道内放疗。①ⅠB 期组织学分级为 G1 级或 G2 级。②存在以下 3 种危险因素中的任意 2 种：组织学Ⅲ级，年龄在 60 岁以上，>1/2 子宫肌层浸润。

- 高风险：放疗和（或）化疗及盆腔放疗。①所有组织学分级为 G3 级或分期在Ⅱ期以上。②浆液性、透明细胞癌。

在特殊情况下，年轻女性想要保留生育功能，可以尝试大剂量甲羟孕酮或促性腺激素释放激素（GnRH）类似物的激素治疗。但肿瘤特征必须符合以下标准：①Ⅰ期 1 型，无子宫肌层浸润。②无淋巴结转移。③肿瘤组织学属于 FIGO Ⅰ级。④腹腔细胞学阴性。⑤签署知情同意书，患者承诺按时随访。

绝经后出血的病例图示

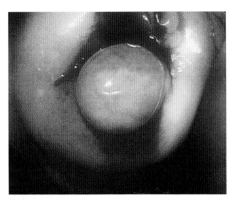

▶ 老年女性，主诉内裤间断出现血迹，无其他症状。检查显示宫颈息肉。

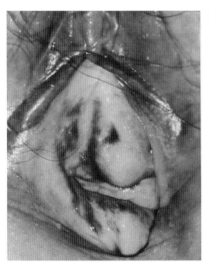

▶ 老年女性，主诉如厕时有少量出血。检查发现其患有严重的萎缩性阴道炎，导致擦拭时纸巾带血。

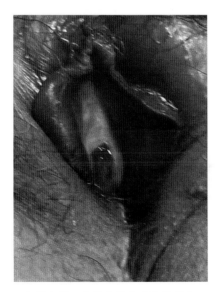

▶ 老年女性，主诉内裤出现少量鲜血。检查后发现尿道口黏膜脱垂（尿道肉阜）。局部使用雌激素后病灶消失。

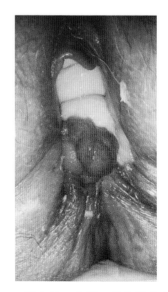

▶ 85 岁女性，主诉 2 年来阴道分泌物增加，近 3 个月来，分泌物呈血性。图片显示，其患有外阴癌，侵及会阴和阴道口。

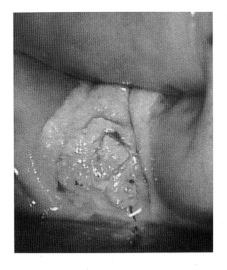

▶ 55岁女性，主诉绝经后出血3个月，有一区域出现接触性出血。阴道镜检查显示阴道癌伴接触性出血。

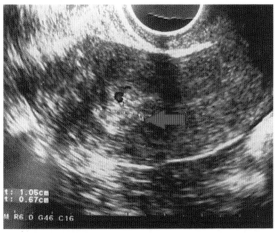

▶ 经阴道超声对子宫内膜癌的检测具有很高的灵敏度。这张子宫超声扫描图片显示，一名主诉绝经后出血的患者子宫内膜增厚（红色箭头）。子宫内膜活检的组织病理学证实为子宫内膜癌。

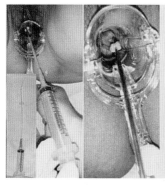
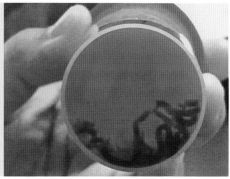

▶ 子宫内膜取样装置（左下插入）。该装置被引入宫腔（左侧），从注射器中吸出子宫内膜样本（右侧）。该手术已在很大程度上取代了全身麻醉下扩刮术，以便进行子宫内膜病理评估。

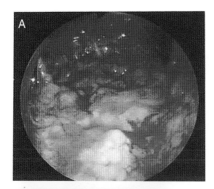
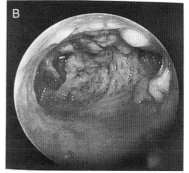

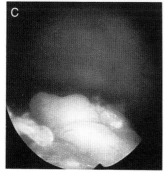

▶ 子宫内膜在宫腔镜下的病理表现。宫腔镜对子宫息肉和肌瘤的检测灵敏度高，但对子宫内膜增生和浸润性子宫内膜癌的灵敏度低。A. 宫腔镜下子宫内膜增生伴鹅卵石样外观。B. 子宫内膜不规则，呈结节状，为早期子宫内膜癌。C. 子宫内膜癌，肿瘤呈息肉样。

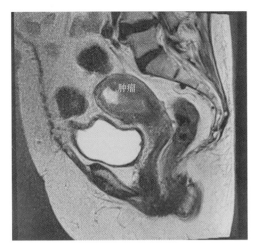

▶ 骨盆矢状面 MRI（T2 信号）图像显示子宫腔底部的子宫内膜癌。

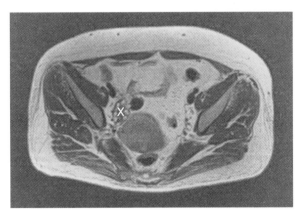

▶ MRI 图像（T2 信号）显示 30 岁多囊性卵巢（标记为"X"）患者罹患子宫内膜癌。多囊卵巢综合征患者长期排卵障碍，是引起 40 岁以下女性子宫内膜样腺癌最常见的病因。

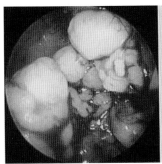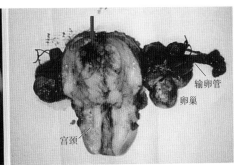

▶ 左图显示一名绝经后出血的女性在宫腔镜检查中发现了一个肿瘤。医生采用子宫内膜癌的主要治疗方法，即子宫全切术、双侧输卵管卵巢切除术治疗。右图显示子宫被切开后可以看到肿瘤（红色箭头）占据了整个宫腔，肿瘤已经达到宫颈内口水平。

（孙美蓉 译）

病例 9
痛　经

25 岁女性，在月经期间出现严重下腹部疼痛。
- 什么是原发性痛经和继发性痛经？
- 原发性痛经的病因和治疗方法是什么？
- 什么原因可能引起继发性痛经？

什么是原发性痛经和继发性痛经？

痛经是指与月经有关的下腹部疼痛。它可能辐射到背部或下肢，通常被描述为抽筋或宫缩样疼痛。可能有相关症状，包括头痛、恶心呕吐、腹泻、腹胀、情绪变化和疲劳。几乎 90% 的青春期女孩和 25% 的成年女性都经历过痛经。在这些病例中，50% 的患者疼痛逐渐减弱，50% 的患者不能上学或上班，20% 的患者需要定期就医和治疗。

临床上，痛经分为原发性痛经和继发性痛经。原发性痛经是特发性的，而继发性痛经包括子宫器质性病变或医源性痛经。痛经的诊断依赖于特征性的与月经相关的盆腔疼痛史。原发性痛经和继发性痛经的临床特征见下表。原发性痛经或继发性痛经的最终诊断取决于全面的临床检查和病史，以确定有无盆腔疾病。盆腔超声是诊断导致继发性痛经的疾病最有效的检查方法，其他检查包括 MRI、宫腔镜、腹腔镜及适宜的子宫内膜或盆腔器官的组织学和细菌学检查。

原发性痛经和继发性痛经临床特征

临床特征	痛经类型	
	原发性	继发性
从月经初潮开始	6 个月内	任何时间
从月经期开始	月经来潮时开始	月经来潮前或月经来潮时开始
发病年龄	青春期	任何时间，多数在 30~45 岁
疼痛持续时间	24~48h	整个月经期
出现其他妇科症状	无	常见，如性交困难、阴道分泌物异常、月经过多、经间期出血、性交后出血
盆腔检查	无	多数不正常（盆腔检查正常，不能排除继发性痛经）
排卵周期	正常	正常或异常
怀孕后缓解情况	大多数情况下可以	不可以
对非甾体抗炎药及口服避孕药的反应	好	不好

原发性痛经的病因和治疗方法是什么？

病 因

子宫是可收缩性器官，肌层纤维呈层状排列，层与层之间以结合区隔开，MRI 最能准确描述子宫肌纤维的结构。在月经期，子宫内膜坏死、剥脱，前列腺素 F2α（PGF2α）和前列腺素 E_2（PGE_2）升高，内皮素诱导子宫收缩增强。升压素也是一种强效的子宫收缩剂。

已经证实，在一些痛经的女性中有两种子宫病理性改变。一种是子宫肌层结构发生改变，在结合区增厚；一种是痛经女性经血中的 PGEF2α 和 $PGEE_2$、内皮素和升压素水平高于无痛经史的女性。这两种病理性改变可引起子宫收缩亢进、肌张力增加、血管收缩，从而导致子宫缺血性疼痛或"子宫绞痛"型痛经。

原发性痛经常见于 12 岁前初潮的女性。与原发性痛经风险增加有关的因素包括体重增加、肥胖或减重（无论体重如何）、吸烟及精神压力增加、焦虑和抑郁。

治 疗

原发性痛经无有效的长期治疗方法。治疗的主要目的是减少疼痛，提高女性的生活质量。女性的原发性痛经不会引起严重的盆腔病变，预后良好，可自行消退。尤其是在妊娠后，充分缓解焦虑可以改善轻度原发性痛经。

在更严重的病例中，非甾体抗炎药对 80% 以上的原发性痛经患者有效，是治疗的首选。对所有可用的前列腺素合成酶抑制剂，如甲芬那酸、双氯芬酸和萘普生钠以及环氧合酶 –2（COX–2）抑制剂，如依托昔布和塞来昔布，它们的效果几乎相同。乙酰氨基酚与非甾体抗炎药一样有效，与咖啡因结合似乎能进一步提高疗效。阿司匹林不如非甾体抗炎药有效。

口服雌孕激素复合口服避孕药广泛应用于治疗原发性痛经及继发性痛经。需要避孕的女性更适合此治疗方法。几乎 50% 的女性在使用第二代或第三代口服避孕药后，可以显著减轻疼痛。恶心、呕吐、头痛、体重增加等不良反应是这种治疗方法应用受阻的主要原因。

非药物性高频经血管电神经刺激疗法，治疗原发性痛经的疗效优于安慰剂。

什么原因可能引起继发性痛经？

　　继发性痛经最常见的原因是子宫腺肌病、子宫内膜异位症、子宫肌瘤、盆腔炎性疾病、子宫内膜息肉、宫内节育器、宫颈狭窄（如子宫或宫颈手术后）、先天性畸形（如处女膜闭锁）、卵巢囊肿或肿瘤。

典型病例 ▶

子宫腺肌病

　　子宫腺肌病的确切发病率尚不清楚。既往在有怀孕困难、痛经或月经过多的女性中，子宫腺肌病的发生率据报道约为 50%。

　　子宫腺肌病的病理特点是，在低倍镜下可见子宫内膜腺体和间质在子宫内膜交界处向肌层延伸 2.5mm 以上。发生在整个宫体，或子宫肌层全层，或局限于局部形成结节被称为子宫腺肌瘤。在 MRI 图像中可见结合带增生厚度超过 12mm，超过 50% 的子宫腺肌病患者可能合并盆腔子宫内膜异位症。

　　子宫腺肌病的临床表现从无症状到严重的痛经、月经过多，合并子宫内膜异位症的患者临床表现不同。子宫腺肌病还可以表现为不孕或由于解剖结构异常及结合带处血管畸形而导致早期流产。在临床妇科检查时，弥漫性子宫腺肌病表现为子宫坚硬，子宫体积呈球形增大。另外，子宫腺肌瘤表现为子宫不规则增大。在月经期无炎症的情况下，子宫腺肌病患者子宫触诊不柔软。不合并子宫内膜异位症或是充分治疗子宫内膜异位症后，子宫腺肌病与腹痛无关。

　　对诊断子宫腺肌病最有帮助的检查是经阴道超声扫描

（TVS）和 MRI。子宫腺肌病 TVS 的特点包括子宫内膜 – 肌层交界处无明显分界，子宫前后壁肌层厚度不对称，子宫内膜下肌纤维形态、子宫肌层囊肿或纤维化，子宫内膜回声不均匀。TVS 检查子宫腺肌病的诊断灵敏度为 80%，但特异度只有 50% 左右。与 MRI 相比，TVS 对操作者的要求更高。在 T2 加权 MRI 中，结合带的厚度超过 12mm 是子宫腺肌病最明显的征象。然而子宫腺肌病 MRI 诊断特征是黏膜下异位内膜呈囊腺样扩张，子宫腺肌瘤为子宫肌层内的腺体合并。50% 的子宫腺肌瘤患者和 30% 的子宫肌腺症患者中可有微小囊性结构。结合检查及明确的病史、体征，MRI 成像对子宫腺肌病的诊断灵敏度为 80%，特异度为 90%。

子宫内膜异位症

　　子宫内膜异位症的特点是在宫腔外出现子宫内膜样组织，人群发生率为 10%。不孕女性中超过 50% 被诊断患有此病。在年龄不足 45 岁的女性患者最常见的手术中，本病手术率仅次于子宫肌瘤。子宫内膜异位症的临床特征性表现为继发性痛经，并可逐渐发展为非月经期也存在的慢性盆腔痛，可能伴有肛门疼痛或里急后重感、直肠出血或血尿。当子宫内膜异位症引起卵巢子宫内膜异位症或病灶侵及直肠子宫陷凹或子宫骶韧带时，会有 50% 的女性出现性交困难。如果卵巢子宫内膜异位症合并渗漏或破裂会引起盆腔疼痛急剧加重。一般来说，子宫内膜异位症引起的疼痛只发生在雌激素有效应的育龄期，或是在绝经后接受激素替代治疗的女性。

　　子宫内膜异位症机制复杂且尚未完全明确。目前认为是几个发病机制单独作用或联合作用：①通过输卵管将经血中脱落的子宫内膜组织运输到盆腔内，这一假设得到了动物实验的支持。与无子宫内膜异位症患者相比，子宫内膜异位症患者宫腔压力较高且输卵管张力减退，导致压力梯度促进了经血逆流。这也解释了与其他解剖位置相比，在盆腔重力范围内子宫内膜异位症的发生率较高。②子宫内膜细胞的淋巴播散解释了远离盆腔的部位发生子宫内膜异位症。③体腔上皮化生为子宫内膜样组织。④腹膜液的免疫学改变为异位的子宫内膜组织的增殖提供了良好的腹膜环境。尤其是发现巨噬细胞，意味着当杀伤性 T 细胞及自然杀伤细胞减少时，免疫应答反应是增强的。⑤促进子宫内膜组织增殖的生化改变。细胞因子环境发生改变，血管内皮生长因子明显增加，可促进新血管形成，并且在异位子宫内膜细胞中芳香酶活性增加，能够维持雌激素依赖性的增生，使疾病进展。⑥子宫内膜细胞内存在一些干扰细胞正常增殖调节的遗传畸变。

异位子宫内膜对内源性和外源性雌激素、孕激素均有反应。在生育年龄，异位子宫内膜表现出与正常子宫内膜相同的周期性细胞变化。在月经期间，异位子宫内膜中前列腺素和其他细胞因子的分泌增加导致盆腔疼痛的发生。更重要的是，异位子宫内膜部位周期性出血可导致局部炎症反应、含铁血黄素沉积、组织纤维化、瘢痕形成及子宫腺肌瘤的发生发展。卵巢子宫内膜异位症通常被称为巧克力囊肿，以形容囊内血液呈"巧克力样"外观。子宫内膜异位症的并发症可能在邻近器官引起肠梗阻、输尿管梗阻、膀胱或肠道出血。

子宫内膜异位症和子宫腺肌病的诊断是基于临床病史和检查的评估。盆腔超声可显示子宫内膜异位症或子宫腺肌瘤。血清 CA12-5 水平升高在子宫内膜异位症诊断中有意义。腹腔镜检查可确诊。如果对子宫内膜异位症组织进行活检，可发现典型的子宫内膜腺体和间质。根据文献和临床治疗方案，子宫内膜异位症可分为轻微、轻度、中度和严重阶段，最初是由美国生殖医学学会提出。子宫内膜异位症的病情评估可通过对异位病灶直径评分进行，该评分可将腹腔镜下所有异位病灶的直径相加。然而，这两种分类都与低生育能力治疗的预后或女性盆腔疼痛的严重程度无关。

子宫内膜异位症的治疗以患者的治疗目标为原则：控制盆腔疼痛，治疗不孕，切除较大子宫内膜异位病灶，或纠正肠梗阻或输尿管梗阻。目前治疗疼痛可用的内科和外科方法见下表。

除了前列腺素合成酶抑制剂的非甾体抗炎药，其他药物都会影响子宫内膜细胞中的雌激素和孕激素的效应。与安慰剂或未治疗相比，这些药物对于缓解疼痛明显有效。这些制剂的疗效似乎相同，但药物不良反应反映了其作用机制。由于子宫内

治疗疼痛的内外科方法

子宫内膜异位症的程度	治疗选择
轻微	止痛药，如非甾体抗炎药 激素，如口服避孕药、孕激素
轻度	止痛药，如非甾体抗炎药 激素，如口服避孕药、孕激素 腹腔镜检查，行切除手术
中度	腹腔镜手术切除，行或不行辅助激素治疗，如口服避孕药、孕激素、GnRH 类似物
严重	外科或机器人手术切除，同时辅助激素治疗，如口服避孕药、孕激素、GnRH 类似物 子宫和卵巢切除术

GnRH：促性腺激素释放激素

子宫内膜异位症疼痛的一线治疗方法

药物类型	用药途径	作用机制	不良反应
非甾体抗炎药	口服	前列腺素合成酶抑制剂	胃肠道反应
雌孕激素复合口服避孕药	口服	子宫内膜蜕膜化和子宫内膜萎缩	恶心、呕吐、体重增加、头痛
孕激素	口服、肌内注射、宫内给药	子宫内膜蜕膜化和子宫内膜萎缩	恶心、呕吐、体重增加、月经改变
孕激素拮抗剂	口服	孕激素撤退效果，对甾体激素的抑制作用	雄激素不良反应和雌激素不足的相应表现
达那唑	口服	抑制LH、提高游离睾酮水平	毛发增多、粉刺、声音低沉
促性腺激素受体激动剂	鼻腔给药、肌内注射、皮下注射	抑制垂体—卵巢轴	潮热、阴道干涩、性欲减退、情绪波动、抑郁、头痛、骨质流失
芳香化酶抑制剂	口服	抑制雌激素合成	阴道干涩、骨质流失

LH：黄体生成素

膜异位症在女性的整个育龄期呈慢性病程，药物不良反应的严重程度成为选择药物治疗的基本指导原则。激素治疗比镇痛药物有优势，因为疼痛控制的时间可超过治疗时间数月。延长有效期的长效左炔诺孕酮宫内节育系统（曼月乐）可持续控制症状5年。

　　腹腔镜是诊断和治疗子宫内膜异位症最常用的手术。药物治疗子宫内膜异位囊肿是无效的。它们应该通过明确的手术切除进行治疗，现已证明手术切除优于抽吸或引流治疗。腹腔镜下病灶电切术治疗轻中度子宫内膜异位症和切除较重度浸润性子宫内膜异位症在60%以上的患者中可有效治疗盆腔疼痛。其他手术方法包括机器人手术和剖腹术。初治后子宫内膜异位症和疼痛的复发率较高，1年复发率为20%，5年随访复发率超过50%。在疼痛控制方面，手术的成功率与药物治疗相似。由于以上原因，只有在药物治疗失败的情况下，才建议进行手术以控制疼痛。反复手术治疗复发性盆腔疼痛是不可取的，应该避免，因为手术有一定的复发率。子宫切除术和双侧输卵管卵巢切除术是子宫内膜异位症的一种永久性治疗方法，但只有患有顽固性疼痛、不想生育的女性可以选择，这是最后的治疗手段。

痛经的病例图示

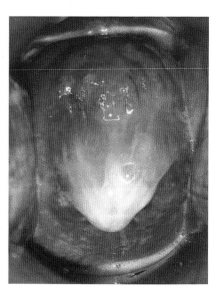

▶ 28岁女性，最近出现痛经（继发性痛经），发现急性宫颈炎伴黏液脓性分泌物。双合诊子宫软，临床诊断为盆腔炎性疾病。

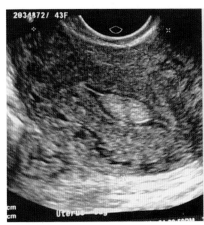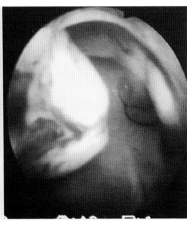

▶ 2 例患者因继发性痛经进行检查。左侧为子宫息肉的超声扫描图。右图显示宫腔镜下黏膜下肌瘤。

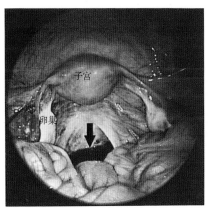

▶ 患者月经逆行，经腹腔镜检查显示骨盆正常（黑色箭头表示直肠子宫陷凹的经血）。

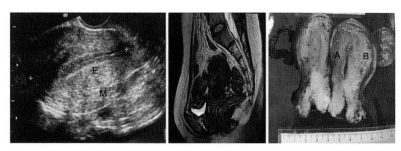

▶ 一名 48 岁女性继发性痛经逐渐加重。检查发现子宫增大，临床诊断为子宫腺肌病。子宫超声扫描（左图）显示子宫增大，子宫肌层不对称增厚（M），符合子宫腺肌病（E 表示子宫内膜）。MRI 成像（中图）显示子宫矢状面 T2 信号。子宫内膜与肌层之间的结合带增厚是子宫腺肌病的征象。该患者接受了多种药物治疗，包括孕激素和宫内放置左炔诺孕酮宫内缓释节育系统。患者进行子宫全切术。手术标本（右图）显示正常子宫前壁肌层（A）和子宫后壁子宫腺肌病病灶（B）。在这张图片中，子宫腺肌病的子宫壁厚度是正常子宫肌层厚度的 2 倍多。

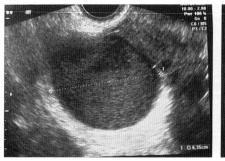
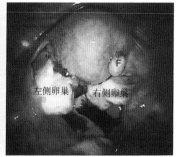

▶ 30 岁女性，无生育史，行继发性痛经检查。左图显示左侧卵巢可见均匀回声性卵巢囊肿，直径 6.3cm，是非常典型的卵巢子宫内膜异位囊肿。诊断结果在腹腔镜检查中得以确认（右图）。左侧卵巢与子宫后表面紧密粘连，与右侧卵巢呈"接吻"关系，右侧卵巢亦可见一个较小的子宫内膜异位囊肿（F）。

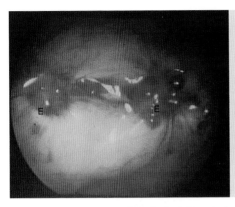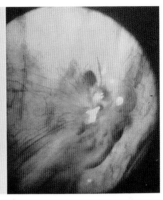

▶ 腹腔镜图片显示腹膜有子宫内膜异位症病灶。左图显示新鲜的子宫内膜样组织，有明显的新生血管形成和炎症（E）。右图显示长期腹膜子宫内膜异位症，伴组织含铁血黄素沉积和明显纤维化。除了痛经，这类患者还会有性交困难。

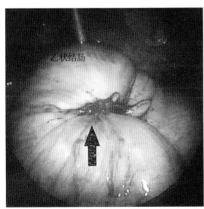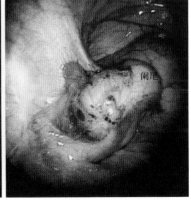

▶ 40 岁女性，主诉痛经、腹痛、里急后重。左侧腹腔镜显示乙状结肠内膜异位灶，导致结肠狭窄。右图显示阑尾上有子宫内膜异位症病灶。

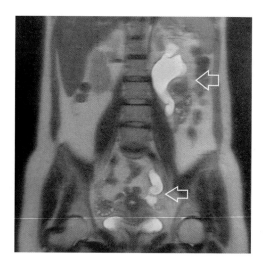

▶ 36 岁女性，因子宫内膜异位症已接受多年的治疗。在针对患者症状恶化的新的系列检查中，MRI 成像显示，患者出现了严重的输尿管积水和肾盂积水（箭头）。输尿管与子宫内膜深部浸润有关。本例患者接受子宫全切术、深度浸润性子宫内膜异位症切除术及输尿管再植术。

（孙美蓉　译）

病例 10
性交困难

28 岁女性，主诉性交疼痛。
- 性交困难和阴道痉挛有什么区别？
- 什么原因可能导致性交困难？
- 怎样治疗阴道痉挛？

性交困难和阴道痉挛有什么区别？

性交困难是指性交过程中外阴、阴道或骨盆疼痛。疼痛可能发生在阴茎插入阴道时、性交过程中或性交后。临床上，性交痛按疼痛部位分为浅表疼痛和深部疼痛。人群中性交困难的发病率为 1%~9%。

阴道痉挛是指在女性愿意的情况下，一段时间内阴茎、手指和（或）任何物体插入阴道失败。虽然属于性交困难，但阴道痉挛不一定与疼痛有关。阴道痉挛是以焦虑、恐惧、预期或实际的疼痛感和不自主的盆腔肌肉收缩为特征的综合征。这会导致患者逃避性交。原发性阴道痉挛是指从性行为开始时即有该症状，而继发性阴道痉挛是指从性功能正常一段时期后的某个时间开始出现。阴道痉挛可能发生在某些特定环境和某些特定对象，或者无论什么环境和对象都可发生。阴道痉挛患者多因婚姻不圆满、性交困难或妇科检查困难等症状就诊。

什么原因可能导致性交困难？

1. 浅表型性交困难

- 阴道润滑不足：缺乏性唤醒。

- 杀精子剂和（或）避孕套乳胶的化学刺激。

- 萎缩性阴道炎。

- 外阴阴道念珠菌病或细菌性阴道病。

- 生殖器疱疹。

- 前庭大腺或尿道旁腺脓肿。

- 引起前庭外阴疼痛。

- 扁平苔藓。

- 萎缩性硬化性苔藓。

- 阴唇系带小裂伤。

- 克罗恩病。

- 阴蒂、阴道外伤。

- 术后炎症和（或）瘢痕、会阴切开术。

- 女性割礼。

- 放疗后改变。

- 先天性阴道异常或闭锁。

2. 深部型性交困难

- 盆腔子宫内膜异位症。

- 盆腔炎性疾病。

- 盆腔粘连。

- 卵巢囊肿。

- 肠易激综合征。

怎样治疗阴道痉挛？

与其说阴道痉挛是一个独立的诊断，不如说是一种症状，其原因众多，制定阴道痉挛治疗方案前应仔细评估。应详细了解病史，必须包括患者的态度和性文化，妊娠和分娩情况，以及性创伤或性虐待的经历。在取得女性的合作进行临床检查时，必须要有同理心，使用恰当的方法，寻找一切器质性疾病或引起性交困难的原因，以达到个体化治疗。

在没有器质性病变的情况下，阴道痉挛的治疗取决于患者的治疗目的，是否打算进行阴道插入式性交，使用阴道卫生棉条或者受孕。对于那些有生育要求的女性来讲，应使用阴道内精子受精或体外受精等辅助生殖技术。

想要达到插入式性交的女性最好进行以下管理：①通过性教育，消除对生殖卫生、性生理和生殖的误解；② 逐步使用型号越来越大的阴道训练器进行脱敏行为疗法，以缓解由焦虑引起的恐惧症；③通过一系列有组织的触摸活动进行感官集中训练，帮助夫妻克服焦虑，增加亲密感带来的身体舒适感；④生物反馈盆底物理治疗。一些女性也可能从催眠疗法中获益。

典型病例 ➤

刺激性外阴前庭疼痛

研究外阴阴道疾病的国际学会将外阴疼痛定义为无明显潜在疾病或原因的外阴疼痛，至少持续 3 个月以上。在育龄期女性中，外阴疼痛发病率为 3%~7%，在 25 岁以内的女性中更为普遍。大约有 25% 的患者症状可自行缓解。

外阴疼痛有以下几种分类方法：

● 按部位：①广泛性外阴疼痛，即外阴多个部位疼痛；②局限性外阴疼痛，即疼痛只局限于一个部位。

● 按诱发因素：①非刺激性外阴疼痛，即疼痛自发发生；②因接触、体育锻炼或性交诱发的刺激性外阴疼痛；③混合型外阴疼痛。

● 按出现时间：①原发性外阴疼痛，即初次尝试性接触或插入阴道卫生棉条时疼痛；②继发性外阴疼痛，即以前接触无外阴疼痛，之后出现的疼痛。

患者表现为性交困难、外阴疼痛或灼烧感。临床检查除了外阴及阴道前庭大腺或尿道旁腺腺体开口周围偶有轻度红斑外，没有其他异常。按压阴道前庭可引起剧烈疼痛。

其病因尚不清楚。病变部位未见目前已知的病原微生物，切除的组织局部无明显炎症反应。对黏膜神经因子、热感受器和痛觉感受器的局部神经通路和畸变的研究尚无定论。

外阴疼痛的诊断取决于临床症状，并且需要排除已知的外阴疼痛原因。外阴疼痛包括以下几个方面：

● 感染性疾病，如念珠菌病、疱疹病毒感染。

● 非感染性疾病，如硬化苔藓、扁平苔藓。

● 肿瘤，如阴道上皮内病变、佩吉特病、外阴癌。

● 神经痛，如疱疹消失后的神经痛、神经受压、神经瘤。

● 外伤。

● 放疗后或者局部手术后。

● 雌激素缺乏。

治疗外阴疼痛的目的是降低患者的疼痛程度，改善患者的性功能，调整患者心理状态。由于疾病的多样化，治疗是个性化的，可能涉及多个学科。与不治疗相比，介入治疗能更好地控制症状。个别患者需采取多种治疗方案，才能有临床疗效。

外阴疼痛的治疗方案包括以下几方面：

• 口服止痛药：①三环类抗抑郁药，如阿米替林。②抗惊厥药物，如加巴喷丁、普瑞巴林。③选择性 5- 羟色胺与去甲肾上腺素重摄取抑制剂，如度洛西汀、文拉法辛。

• 局部止痛药：外用类固醇乳膏，局部麻醉注射。

• 局部神经阻滞。

• 盆底肌疗法。

• 心理疗法。

• 手术治疗：①阴道前庭部分切除或全部切除并利用阴道下段关闭创面。②改良前庭切除术，在不利用阴道关闭创面的情况下切除累及的前庭浅层。③手术成功率与患者的选择有关。

萎缩性阴道炎

绝经后由于雌激素缺乏，阴道会出现一系列变化。阴道润滑减少，且由于弹性纤维和胶原纤维萎缩，上皮变薄而导致阴道扩展性下降。这种退行性改变的状态通常被称为萎缩性阴道炎，这类女性都有不同程度的浅表型性交困难。雌激素替代治疗很大程度上可以改善症状。

可引起性交困难的病例图示

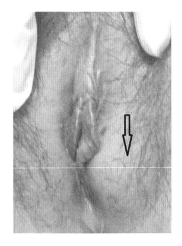

▶ 年轻女性患者自诉有继发性性交困难。箭头所示为患者左侧前庭大腺囊肿，未形成脓肿。

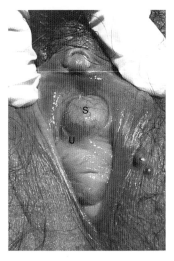

▶ 中年女性，在左侧的尿道旁腺发现一个囊肿（S），尿道标记为"U"。

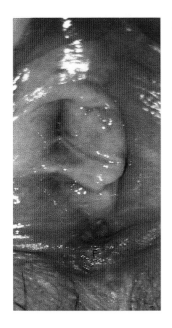

▶ 阴道后联合黏膜破裂（F），引起浅表型性交困难。

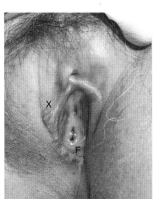

▶ 外阴硬化性苔藓。右侧小阴唇（X）变小，周边皮肤变薄且褶皱。阴道口（F）整体收缩引起性交困难。

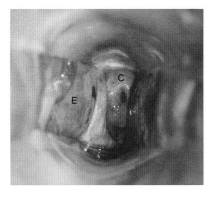

▶ 阴道窥器检查显示患者为绝经后萎缩性阴道炎，阴道黏膜苍白（E），黏膜皱褶消失（C）。

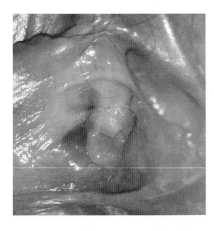

▶ 年轻女性患者，出现严重的性交困难。唯一的异常发现是在阴道口处有一小块红斑。轻微按压红斑部位可引起类似性交困难的剧烈疼痛，伴有外阴疼痛。

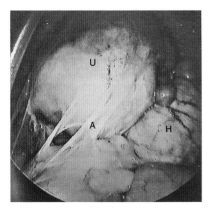

▶ 35 岁女性，性交困难 3 个月。诊断性腹腔镜检查显示盆腔炎引起严重粘连。

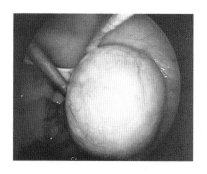

▶ 腹腔镜下可见一个巨大的卵巢囊肿。患者最近有性交困难病史。

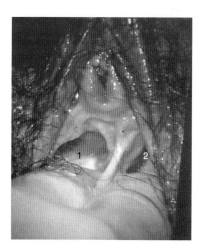

▶ 患者原发性性交困难，患先天性阴道畸形：双阴道口，图中可见两根手指（标记为"1"和"2"）间有纤维肌隔。

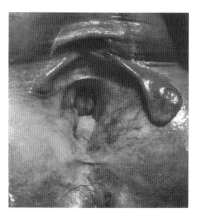

▶ 该女性患者接受过阴道放疗。这是典型的放疗后皮肤改变，出现明显的黏膜萎缩伴毛细血管扩张。

（陆美荣　译）

病例 11
经前期综合征

20 岁女性，主诉月经前情绪波动、易怒和腹胀。

● 什么是经前期综合征？

● 经前期综合征有哪些症状，如何诊断？

● 如何治疗经前期综合征？

什么是经前期综合征？

经前期综合征（PMS）是指在月经前 2 周出现以情感、行为和躯体障碍为特征的综合征。当症状非常严重和呈疾病状态时，患者被认为患有一种独立的临床疾病，被称为经前营养不良性疾病（PMDD）。

在过去 20 年中，文献报道各地区 PMS 的患病率大致相似，非洲为 35%，欧洲为 40%，亚洲为 45%，南美洲为 60%。不同研究之间患病率的差异可能与研究的样本规模有关。据估计，近 20% 的女性为临床典型的 PMS，3% 的女性是 PMDD。中度到重度 PMS 在大一些的青春期女孩及年轻女性中最常见，但这种情况通常会持续或再次复发，直到绝经期才会消失。

既往认为 PMS 是由垂体—卵巢轴功能失调引起的雌激素与孕激素比例失调导致的，但最近的研究并不支持这一观点。目前的共识认为，PMS 患者正常的卵巢功能在中枢神经系统中可触发与 5- 羟色胺相关的生化反应。PMS 的其他假设理论包括女性特质与母性之间的心理社会冲突，对月经与经前症候群压力应对机制的认知与不适应，经济生产力与女性生育之间的社会文化冲突。

经前期综合征有哪些症状，如何诊断？

PMS 或者 PMDD 的症状必须发生在月经周期的黄体期，并在月经开始后很快消失。必须将 PMS 与之前存在的情感或身体疾病在经前加重的情况区分开来，症状必须严重到影响女性日常生活的程度。

PMS 的诊断要基于至少连续 2 个月经周期中卵泡期和黄体期症状的变化。体格检查和实验室检查对诊断 PMS 没有价值，但有助于诊断其他类似于 PMS 的疾病，如甲状腺疾病。

PMS 的症状包括以下几个方面：

• 精神和情绪症状：情绪低落或情绪不稳定，焦虑，易怒，生气。

• 行为症状：对日常活动的兴趣减少；注意力不集中；食欲的改变、暴饮暴食或对食物特定的渴望；睡眠障碍，如嗜睡或失眠；主观感觉被压垮或失去控制。

• 躯体症状：无精打采，容易疲劳；乳房胀痛；腹胀或体重增加；头痛；关节或肌肉疼痛。

如何治疗经前期综合征？

必须告知患者，PMS 的治疗是一个漫长的过程，任何单一疗法都不能完全根除症状。可能需要同时或在病情发展的不同阶段联合应用下列方法。

非药物治疗

1. 治　疗

针灸和强光疗法与 PMS 抑郁症状的改善有关。据报道，在经过一夜的恢复性睡眠后，睡眠剥夺疗法对抑郁状态有所改善。认知行为疗法能够以积极的和适应性的观点取代消极的想法和感觉，也被报道在处理愤怒和消极情绪方面是有效的。

饮食改变是非药物治疗 PMS 的重要方式：减少咖啡因的摄入量，以减少过量摄入咖啡因的潜在不良影响（如紧张）。限制钠的摄入可以减少腹胀。为了改善情绪、食欲和认知功能，在黄体期晚期，置换含有复杂碳水化合物的精加工碳水化合物，以五六顿简餐代替三顿大餐。

2. 营养补充

- 复合维生素 B。
- 钙及氯化镁。
- 月见草油。
- L– 酪氨酸。
- 复合维生素矿物质锰。
- 维生素 C 和生物黄酮类化合物。

3. 锻　炼

适度的有氧运动可以改善经前症状，尤其适用于有抑郁或水钠潴留症状的患者。

药物治疗

药物治疗的目的是缓解症状。PMDD 患者症状严重程度的日常记录显示，与安慰剂相比，联合使用屈螺酮炔雌醇片对症状有明显的改善作用。雌激素、孕激素、复方口服避孕药、达那唑和促性腺激素释放激素（GnRH）类似物的使用也有改善经前症状的报道。这些制剂的选择取决于单个制剂的不良反应情况。螺内酯等利尿剂被广泛应用于 PMS 继发的水钠潴留。与安慰剂相比，非甾体抗炎药，包括甲芬那酸、萘普生和环氧合酶 -2 抑制剂，对经前症状也有更好的改善作用。然而，5- 羟色胺选择性重摄取抑制剂（SSRI），如氟西汀、舍曲林和帕罗西汀控释片，正在成为新兴的治疗 PMS 和 PMDD 严重症状最有效的选择。一项 Cochrane 系统综述显示，所有 SSRI 均具有良好的疗效且不良反应小。然而，目前尚不推荐将 SSRI 用于青春期患者。

（陆美荣 译）

病例 12
阴道分泌物

26 岁女性，主诉阴道分泌物增多 2 周。

- 生理性阴道分泌物是如何形成的，它与病理性阴道分泌物有何区别？
- 阴道分泌物能反映什么情况？
- 什么时候需要做阴道分泌物检查，应该做哪些实验室检查？

生理性阴道分泌物是如何形成的，它与病理性阴道分泌物有何区别？

正常的阴道分泌液是由浆液或水样阴道渗出液、输卵管及腹膜的分泌物及宫颈和子宫黏液分泌物组成。雌激素和孕激素对宫颈分泌物的物理性质有影响，其表现为在月经周期的不同阶段，阴道分泌物的性质和分泌量会出现明显的周期性改变。在卵泡期，随着雌激素水平的升高，阴道分泌物呈透明液体状，量增多。在黄体期主要受孕酮影响，宫颈分泌物黏度增加，阴道分泌物变少、变稠、不透明，出现羊齿状结晶现象和黏液成丝现象。在服用复合口服避孕药的女性中，阴道分泌物激素依赖性的生理变化会减少。在持续使用纯孕激素避孕药的女性中，阴道分泌物的量变得非常少，而且黏稠。

不同个体之间阴道分泌物的量明显不同。分泌物的量也受到近期性交精液量的影响。检查的医生必须记住，仅仅在阴道检查中发现大量的分泌物并不一定表明有病理变化。病理性阴道分泌物多是患者自己观察到不同于自己平时阴道分泌物的特征和量。当合并其他特征时，如分泌物颜色、气味发生变化和（或）外阴阴道瘙痒、分泌物中带血、性交后出血，以及最近出现性交困难，则分泌物为病理性的可能性增大。

阴道分泌物能反映什么情况？

阴道分泌物的病理改变原因包括以下几方面：

• 阴道感染：细菌性阴道病；阴道念珠菌病；性传播疾病，如滴虫病、淋病和衣原体感染；妇科手术后感染。

• 异物残留，如卫生棉条、避孕套或阴道海绵。

• 由除臭剂、润滑剂和消毒剂引起的过敏或刺激引起的炎症。

• 绝经后女性萎缩性阴道炎。

• 子宫颈外翻或息肉。

• 外阴、阴道、子宫颈和子宫内膜肿瘤。

• 尿失禁。

• 膀胱阴道瘘或直肠阴道瘘。

什么时候需要做阴道分泌物检查，应该做哪些实验室检查？

一般我们认为，并非所有阴道分泌物在开始治疗前都需要进行实验室检查，尤其是 25 岁以下的女性；经评估，感染性传播疾病风险低的女性；阴道分泌物具有念珠菌病、细菌性阴道病或滴虫病的女性。

1. 以下女性需要进行实验室检查

• 经评估，患性传播疾病的风险很高。

- 通过检查发现宫颈炎。
- 疑似原发性免疫缺陷病。
- 初期治疗效果不佳，或阴道分泌物反复出现。
- 不明原因的阴道分泌物异常。
- 妇科手术后或分娩后阴道分泌物异常。

2. 可考虑进行的实验室检查

实验室检查的标本包括从阴道侧壁和后穹窿取高位阴道拭子（HVS）分泌物，以及用大无菌棉签擦拭宫颈后用宫颈管拭子（ECS）在宫颈管内取分泌物。

- VP3 是一种基于 DNA 的快速和自动化的通过 HVS 检测念珠菌、细菌性阴道病和滴虫病的检测方法。VP3 检测念珠菌的灵敏度和特异度分别为 80% 和 95%（包括白假丝酵母菌、光滑假丝酵母菌、近平滑假丝酵母菌、热带假丝酵母菌等），检测阴道加德纳菌的灵敏度和特异度分别为 90% 和 98%，检测阴道滴虫的灵敏度和特异度分别为 93% 和 98%。

- 聚合酶链反应（PCR）能够检测衣原体和淋病。使用探针定位 DNA 序列或 RNA 序列进行沙眼衣原体和淋病奈瑟球菌 PCR 定性检测。据报道，ECS 检测沙眼衣原体和淋病的灵敏度和特异度分别为 90% 以上和 99% 以上。

- 淋病及其他细菌的微生物培养和抗生素敏感试验：这是细菌感染诊断和抗生素敏感试验中的一项重要检查。

典型病例 ➤

外阴阴道假丝酵母菌病

在育龄期女性中，阴道保持湿润的环境，pH 值为 3.8~4.5，这一环境是由乳酸菌和棒状杆菌作用于阴道上皮细胞内的糖原产生的乳酸维持的。酸性环境使其他阴道需氧和厌氧革兰氏阳性菌和革兰氏阴性菌不致病。这些细菌包括链球菌、拟杆菌、葡萄球菌和消化链球菌属。大约 50% 的女性是白色假丝酵母菌的机会性携带者。

外阴阴道假丝酵母菌病是一种由阴道、外阴及邻近区域假丝酵母菌引起的炎症状态，白色假丝酵母菌最常见（90%），光滑假丝酵母菌、近平滑假丝酵母菌、热带假丝酵母菌不常见。这种疾病最常见于育龄期，女性一生中至少有一次外阴阴道假丝酵母菌病发作的风险为 75%。它不是一种性传播疾病。

外阴阴道假丝酵母菌病的危险因素包括以下几个方面：

● 妊娠。高雌激素妊娠状态可降低阴道 pH 值，抑制其他阴道微生物菌群，并且可促进念珠菌的过度生长。据估计，有 1/3 的孕妇受到外阴阴道假丝酵母菌病的影响。

● 复方口服避孕药。含有高剂量雌激素的避孕药与外阴阴道假丝酵母菌病的高发病率有关，这和妊娠的原因相同。目前没有发现新一代低剂量口服避孕药会增加使用者外阴阴道假丝酵母菌病的风险。

● 抗生素。广谱抗生素通过杀死其他阴道微生物，可促进假丝酵母菌的过度生长，使病情发展为外阴阴道假丝酵母菌病。

● 免疫力低下。人类免疫缺陷病毒感染、自身免疫性疾病、免疫抑制剂均与假丝酵母菌病的高发病率有关。急性外阴阴道假丝酵母菌病表现为外阴及其邻近区域有强烈的瘙痒和灼烧感，可能伴有性交困难。前庭、大阴唇和小阴唇可见红斑和水肿，皮疹可累及大腿和会阴。阴道分泌物为典型的白色或淡黄色，呈浓稠或凝块状，有时在阴道壁和外阴形成鹅口疮斑。

在急性外阴与阴道假丝酵母菌病患者中，临床表现典型且性传播疾病风险低的女性，不需要进行实验室检查。唑类抗真菌药物的临床治愈率和真菌治愈率为 90%。

细菌性阴道病

细菌性阴道病是女性白带异常就诊最常见的原因之一。20%~25% 的孕妇和 40% 在性健康诊所就诊的女性可能受到影响。阴道分泌物呈白色或灰白色，pH ≥ 4.5。分泌物呈鱼腥臭味，性生活后症状明显，这是因为碱性精液与分泌物反应释放出挥发性的胺类物质所致。

细菌性阴道病可以自发发生和消退。虽然常见于性行为活跃的女性，但它并不被认为是一种性传播疾病，原因是厌氧菌的过度生长取代了乳酸菌。细菌性阴道病中最常见的相关细菌是阴道加德纳菌，涉及的其他细菌包括普雷沃菌、人型支原体和动弯杆菌。

细菌性阴道病的高危因素包括近期使用抗生素，雌激素水平下降，使用宫内节育器，以及进行阴道冲洗。

这类患者妇科检查表现为阴道后穹窿可见稀薄的泡沫样白带。一般来说，没有相关的宫颈、阴道或外阴炎症。细菌性阴道病的临床诊断可通过镜下分泌物检查发现线索细胞（上皮细胞表面布满细菌），无多形性表现及 KOH 试验阳性（取分泌物少许放在玻片上，加入 10% 的氢氧化钾溶液 1 滴，产生氨臭味）。细菌培养仅用于可疑病例或性传播疾病高危女性。

细菌性阴道病的治疗包括停止使用阴道冲洗和刺激性强的洗液。孕妇、有宫内节育器的患者及妇科手术前均应接受治疗。甲硝唑是治疗细菌性阴道病最常用的药物，治愈率达 80% 以上。克林霉素的疗效与甲硝唑相当，但价格更贵。不需要对男性伴侣进行治疗，因为这与治愈率或预防细菌性阴道病的复发并不相关。

滴虫性阴道炎

女性滴虫病是阴道、尿道、尿道旁腺和前庭大腺的一种鞭毛滴虫的感染。这是常见的性传播疾病之一，据估计全世界约有1.7亿例患者。滴虫性阴道炎的发病率随着年龄的增长而上升，在18~24岁的女性中发病率为2.3%，25岁后发病率上升到4%，在14~49岁的女性中发病率为3.1%。

几乎80%的滴虫性阴道炎女性患者无症状。有症状患者最常见的表现是阴道分泌物有霉味、外阴阴道瘙痒和疼痛、性交困难及性交后出血、排尿困难。妇科检查可发现宫颈炎伴宫颈内黏液脓性分泌物及接触性出血。子宫颈呈草莓状或斑片状红斑是滴虫性阴道炎的特征。

未经治疗的滴虫性阴道炎可引起前庭大腺、尿道旁腺炎症、子宫内膜炎、输卵管卵巢炎或脓肿。滴虫性阴道炎与人类免疫缺陷病毒感染风险增加和宫颈上皮内瘤变发展等相关。妊娠期间的感染也可能导致早产。

滴虫性阴道炎的诊断依靠实验室诊断。显微镜检测到带鞭毛的卵圆形毛滴虫即可诊断。然而，这种测试的灵敏度较低，约为70%。以DNA探针为基础的检测方法现已用于这种感染的快速检测，并在很大程度上取代了实验室检查。可以开展微生物培养试验和人类免疫缺陷病毒和肝炎病毒的血清学检测以进行性传播疾病筛查。

对于滴虫性阴道炎，我们提倡积极治疗。标准的治疗方法是甲硝唑2g，单次口服，妊娠期间无症状孕妇的治疗可推迟至妊娠37周。

阴道分泌物异常的病例图示

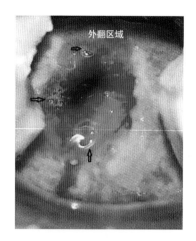

▶ 图示一名年轻女性的宫颈。一层透明的分泌物(箭头)覆盖了宫颈外翻区域。这种宫颈阴道分泌物是生理性的,见于月经周期的黄体期和排卵期。

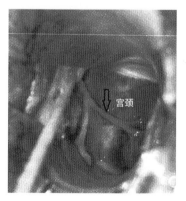

▶ 图示一名处于月经周期在黄体期的女性的宫颈分泌物,呈黏液样浓稠状且有弹性。

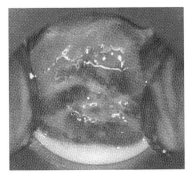

▶ 图示一名年轻女性阴道出现大量的水样分泌物，无宫颈炎或外阴阴道炎，分泌物没有病变。

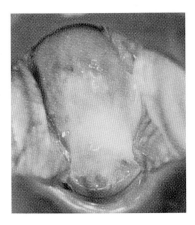

▶ 29 岁女性患者，长期服用雌孕激素复合口服避孕药后，发现其子宫颈有大量稠厚阴道分泌物。无任何症状，检查下生殖道没有发现任何外阴与阴道炎症变化。分泌物是生理性的。

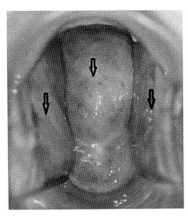

▶ 70 岁女性患者，患有萎缩性阴道炎，在阴道后穹窿有一个小的浓黄色分泌物池。阴道黏膜（箭头）光滑且薄。经阴道局部雌激素治疗后病情好转。

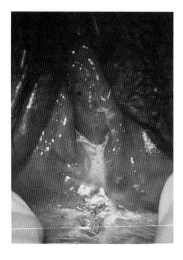

▶ 图示急性念珠菌病引起的阴道口出现大量黄色分泌物，导致小阴唇轻微肿胀。

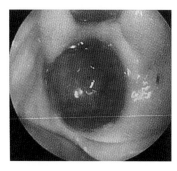

▶ 图示宫颈息肉，这类疾病经常伴有阴道异常出血。在某些情况下，患者可能主诉阴道分泌物异常。

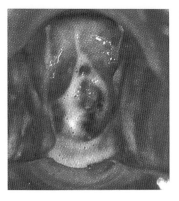

▶ 图示一名患有细菌性阴道病的年轻女性阴道出现大量灰白色泡沫状分泌物。

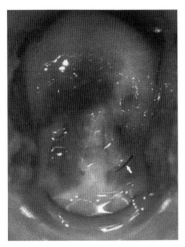

▶ 图示患者因宫内节育器所致的宫颈炎引起分泌物异常（箭头示节育器尾丝）。

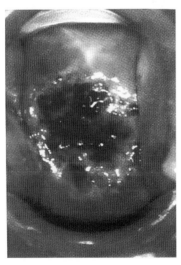

▶ 25 岁女性患者，主诉最近出现阴道分泌物增多和性交后出血。检查时清除阴道分泌物，发现宫颈重度炎症。

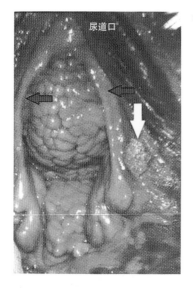

尿道口

▶ 32 岁女性患者，主诉有阴道分泌物异常。患者阴道前庭有生殖器疣（尖锐湿疣，白色箭头）。处女膜缘用红色箭头标出。

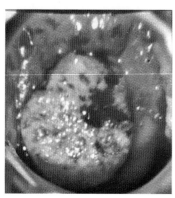

▶ 60 岁女性患者，主诉阴道分泌物增多，经检查发现其患有宫颈癌，肿瘤表面可见炎性渗出物。

（陆美荣　译）

病例 13
外阴瘙痒

60岁女性，主诉外阴持续瘙痒。
- 哪些病史有助于了解外阴瘙痒的病因？
- 外阴瘙痒的常见原因是什么？

哪些病史有助于了解外阴瘙痒的病因？

持续瘙痒或瘙痒症是一种不愉快的感觉，它会刺激人不由自主地去搔抓。许多物质可通过刺激表皮和皮下组织的痛觉神经元引起瘙痒。这些物质包括炎症介质，如组胺、神经肽物质P、5-羟色胺、缓激肽、来自肥大细胞的类胰蛋白酶和内皮素。有些物质可能会导致系统性疾病从而引起瘙痒，如慢性肾衰竭引起的尿素、胆汁淤积或原发性胆汁性肝硬化引起的胆汁盐、血液病中的铁元素、甲状旁腺激素和甲状腺激素，但到目前为止，这些物质引起瘙痒的原理尚不明确。

外阴瘙痒是一种局限于外阴、阴道、会阴区域的瘙痒状态。外阴和会阴皮肤，包括阴道口无毛的部分，与体表其他部分的皮肤结构相同，暴露于相同的病因下可致瘙痒。这些病因包括皮肤病、局部炎症或感染、慢性系统性疾病、恶性肿瘤。阴道的上半部分和其他内脏器官一样，没有瘙痒感受器，也没有瘙痒感。

在记录病史时，需要注意清楚地区分瘙痒与外阴疼痛或灼烧感。首先要注意的是需要确定瘙痒是否与阴道分泌物的变化有关，因为这代表了外阴阴道炎的病因（见"病例 12 阴道分泌物"）。外阴阴道炎的诊断可以通过判断阴道分泌物量和（或）性状的变化来实现。

在没有阴道分泌物的情况下，外阴和身体其他部位有反复发痒和皮疹的病史，这是某些皮肤病的明确特征，如湿疹和银屑病。然而，急性外阴阴道炎会加重慢性皮肤病的症状。

外阴瘙痒的常见原因是什么？

外阴瘙痒可按病史分为急性外阴瘙痒和慢性外阴瘙痒。

1. 急性外阴瘙痒的原因

• 过敏性或接触性皮炎的刺激：卫生用品，如湿巾、消毒剂、有香味的厕纸和卫生巾，以及肥皂和洗发香波；避孕套、阴道避孕药和润滑剂；局部用药，如麻醉药、抗菌药、三氯乙酸、5-氟尿嘧啶、鬼臼根树脂、咪喹莫特乳膏等。

• 外阴阴道感染：真菌感染（念珠菌病及股癣），细菌性阴道病，滴虫性阴道炎，疥疮，接触性传染性软疣，生殖器疣。

2. 慢性外阴瘙痒的原因

• 皮肤病：过敏性皮炎和接触性皮炎，银屑病，硬化萎缩性苔藓，扁平苔藓，慢性单纯性苔藓。

• 肿瘤病变：外阴上皮内瘤变，外阴癌，佩吉特病。

3. 克罗恩病

克罗恩病也可以引起外阴瘙痒。

典型病例 ➤

外阴硬化性苔藓（VLS）

VLS 是一种具有特征性组织学改变的慢性炎症性皮肤疾病：表皮角化过度，表皮生发层变薄、扁平或无皮脊；真皮上部表现为水肿，弹性纤维丧失，真皮下部炎性浸润物聚集。硬化性苔藓可以影响任何年龄段的男性和女性，但在女性的月经周期建立初期和围绝经期中更为普遍。在女性中，硬皮病最常见于外阴。据估计，每 70~1 000 名女性中就会有 1 名受此病影响，欧罗巴人种的女性比亚洲女性更常见。

VLS 是一种自身免疫性疾病，在一些家庭中较为常见，常与甲状腺疾病、糖尿病、贫血、白癜风、斑秃等其他自身免疫性疾病有关。

VLS 的临床表现可分为 4 个阶段：

● 外阴瘙痒。皮肤长期瘙痒，程度不一，夜间往往更严重，并可能导致严重的睡眠障碍。受影响的皮肤像纸一样薄，呈白色或银色，表面有皱纹。

● 外阴疼痛。抓痕会造成皮肤损伤和皲裂、疼痛。

● 性交困难。性交疼痛可能是由于皲裂或外阴、阴道挛缩引起的。VLS 通常可导致小阴唇萎缩或消失，并形成粘连，这可能导致阴唇融合在一起或掩盖阴蒂。在病程较长的患者中，干燥、皱缩的阴道口组织畸变可导致阴道缩窄。

● 恶变。在外阴鳞状细胞癌中，特别是在老年女性中，50%的患者与人乳头状瘤病毒（HPV）感染无关，与 VLS 有关。据估计，VLS 患者有 5% 可能发展为癌症。

VLS 患者应进行外阴活检以确诊。长期监测疾病进展和早期发现恶性肿瘤的患者可能需要重复活检。患者应被告知 VLS

是一种终生的疾病，治疗的目的是减轻症状和减少疾病的进展。主要的治疗方法是每天局部应用强效类固醇（丙酸氯倍他索）乳膏（3~4个月），长期维持类固醇乳膏治疗。手术治疗用以矫正 VLS 后遗症，如阴唇融合、粘连等。

外阴上皮内瘤变（VIN）

VIN 是外阴的一种癌前病变，可分为两种不同的亚型：① HPV-16 相关 VIN，即普通型外阴上皮内瘤变（uVIN）；②分化型外阴上皮内瘤变（dVIN），与 HPV 无关。

uVIN 发生在年轻女性中，表现为多灶性起病，一些患者有色素沉着。通常可在宫颈瘤变的评估过程中通过阴道镜进行识别，并在同一时间进行治疗。因此，uVIN 进展为鳞状细胞癌并不常见，据估计进展率约为 5%。这一风险在 35 岁以上发生免疫抑制的女性中更高。

dVIN 发生在平均年龄为 68 岁的绝经后女性中。它表现为一种边界不清的白色或红色单病灶，常伴有 VLS 等慢性疾病。在 60% 以上的病例中，dVIN 伴有瘙痒。dVIN 是一种高级别病变，30% 的未治疗患者有可能发展为浸润性鳞状细胞癌。

uVIN 和 dVIN 的治疗是相同的。在单病灶病例中，局部切除可获得良好的治愈率。多灶性 uVIN 或聚合性 uVIN 通常见于年轻女性，其发展为侵袭性癌症的风险较低。激光汽化治疗是一种合适而有效的治疗方法。应用咪喹莫特乳膏治疗 VIN 是一种有前景的替代外科治疗的方法。

外阴佩吉特病

外阴佩吉特病（也称乳房外佩吉特病）表现为外阴单个或多个红色病灶，通常会出现瘙痒，有时会发展为湿疹和疼痛。组织学典型表现为肿瘤细胞群清晰地分散在表皮角质细胞中。

这些细胞具有典型的免疫组化特性，即细胞角蛋白 -7 染色阳性，黑色素染色阴性。这些病变几乎只发生在有丰富顶浆分泌的皮肤，这一发现让学者们提出了肿瘤细胞起源于顶浆分泌细胞的理论。另一种假说认为这些肿瘤细胞在起源上是迁移的，因为佩吉特病通常与胃肠道恶性肿瘤有关。对所有外阴佩吉特病患者进行皮肤或胃肠道恶性肿瘤的检查是非常重要的。值得临床关注的是，50% 以上未经治疗的外阴佩吉特病可进展为浸润癌。

外阴佩吉特病的主要治疗方法是手术切除。由于这些肿瘤细胞的移行性，如果不对病灶进行广泛的手术，很难达到完整切除。这种疾病需要长期监测以早期发现疾病复发，医生不仅要注意移植处组织，还要关注切除部位邻近组织，以及潜在的恶性发展倾向。

有新的证据表明，局部应用咪喹莫特乳膏可能对佩吉特病的一些病变有效。这种治疗方式的长期效果缺乏数据支持。

外阴癌

外阴癌与身体其他部位的皮肤癌相似，大部分是鳞状细胞癌，腺癌和黑色素瘤比较少见。外阴癌占所有妇科癌症的 5%，主要为老年患者，70% 的患者年龄在 60 岁以上，15% 的患者年龄在 80 岁以上。在新加坡，60 岁以上患者的比例在过去 40 年似乎有所增加。

外阴癌的主要症状是病变部位有瘙痒、灼烧感或疼痛。病变可表现为皮肤变色（白色、红色、棕色或黑色），并可表现为包块或溃疡。超过 75% 的外阴癌发生在阴唇。肿瘤转移可触及腹股沟淋巴结肿大。

国际妇产科联盟（FIGO）按肿瘤大小、间质浸润深度、淋巴结转移，以及累及邻近或远处脏器或器官的情况,将外阴癌分为 4 期。

- I 期：肿瘤 ≤ 2cm，局限于阴唇和会阴，伴淋巴结转移。I A 期肿瘤浸润间质 ≤ 0.5mm，I B 期肿瘤浸润间质 >0.5mm，但 <1mm。

- II 期：肿瘤与 I 期一样，但浸润间质深度超过 1mm。

- III 期：任意大小的肿瘤，淋巴结转移仅限于腹股沟。III A 期为有一个直径 ≥ 5mm 的淋巴结转移或 2 个直径 <5mm 的淋巴结转移。III B 期指有 2 个或 2 个以上直径 ≥ 5mm 的淋巴结转移，或者 3 个或 3 个以上直径 ≤5mm 的淋巴结转移。III C 期是指转移达到淋巴结包膜组织以外。

- IV 期：肿瘤转移至其他脏器或器官。IV A 期是指肿瘤转移至尿道或阴道上 2/3 或膀胱黏膜、直肠黏膜或盆腔骨质部分。IV B 期是指所有 IV A 期以上的远处转移。

外阴癌的主要治疗方法是手术切除。I 期外阴癌仅行局部广泛切除，便可达到良好的治愈率。较大的肿瘤应行外阴切除术伴腹股沟淋巴结清扫。对于涉及两侧外阴或侵犯阴蒂的肿瘤，广泛外阴切除术联合双侧腹股沟淋巴结清扫术是合适的手术方式。不能切除的局部晚期肿瘤可同时行放疗或化疗。

外阴癌 I 期预后良好，5 年生存率达 85%~90%。对于有淋巴结转移的肿瘤，5 年生存率约为 40%。

外阴瘙痒的病例图示

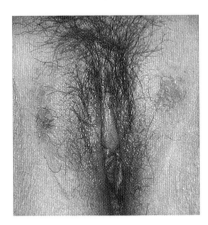

▶ 图示外阴瘙痒患者的抓痕。擦伤的地方变得疼痛，必须区分原发的瘙痒症状和继发的疼痛症状。

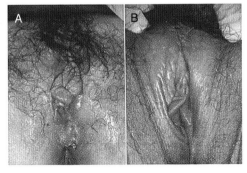

▶ 图示接触性的瘙痒性皮疹。A. 接触性皮炎。B. 长期应用肥皂清洗。

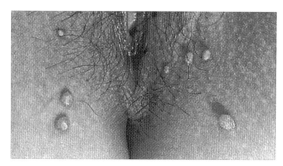

▶ 30 岁女性患者，主诉外阴和大腿内侧有强烈瘙痒。图示接触性传染性软疣。病灶大小从针尖状到直径 5mm 不等，通常病灶呈白色或粉红色，中心有一个酒窝样凹陷。接触性传染性软疣是由高度传染性的痘病毒引起的，抓破病灶会导致病毒接种到周围的皮肤或身体的其他地方。病灶可自行消退，不会在皮肤上留下任何瘢痕。

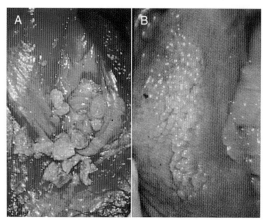

▶ 28 岁女性患者，主诉在一次新的性接触 2 周后出现外阴瘙痒。A. 大量生殖器疣（尖锐湿疣）。B. 需要谨慎区分小的生殖器疣与年轻女性外阴黏膜常见的微乳头样上皮增生。

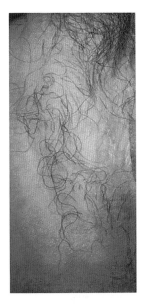

▶ 银屑病可单独发生在外阴，但外阴银屑病更常见，是广泛性银屑病的一部分。在外阴，银屑病累及大阴唇，可扩展至腹股沟。病变呈典型的橙红色，边界清晰。可能无症状或有间歇性瘙痒。

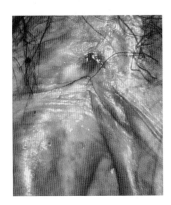

▶ 患者为绝经后女性，主诉长期外阴瘙痒。萎缩的外阴表现为白色和薄的外阴硬化性苔藓，伴抓痕。

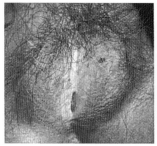 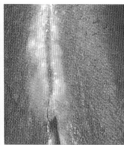

▶ 图示两名患有严重外阴硬化性苔藓的女性外阴出现畸变。左图显示阴道口缩窄为一个小口，右图显示粘连掩盖了阴蒂。

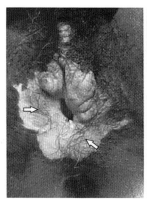 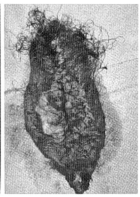

▶ 左图显示一名女性有大面积的外阴硬化性苔藓（白色箭头），外阴有明显的解剖异常，外阴硬化性苔藓病变中有发展为肿瘤的病灶。患者行广泛外阴切除术，如右图所示。

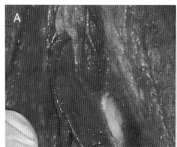 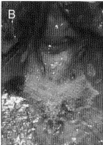

▶ 图示普通型外阴上皮内瘤变是一种单一病灶的白色病变（A）和弥漫的白色斑片病灶，图B示色素沉着区域。

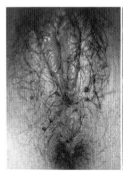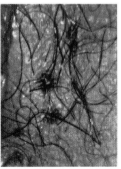

▶ 35 岁女性患者，长期接受类固醇治疗慢性系统性红斑狼疮，在大阴唇和会阴处有多个黑痣样病变。这些病变是与 HPV 相关的未分化外阴上皮内瘤变。

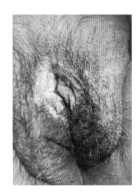

▶ 图示一名老年女性外阴出现一块白色分化型外阴上皮内瘤变。

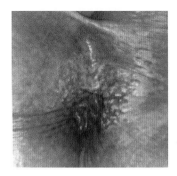

▶ 图示一名女性的会阴和肛周区域有一块佩吉特病的红色斑块。

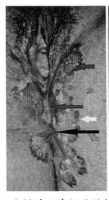
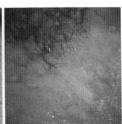

▶ 39岁女性患者，主诉外阴有间歇性轻微瘙痒。5年前接受过生殖器疣的治疗。左图显示广泛损害涉及阴唇两侧、会阴和肛周区域。病灶呈红色，周围有色素沉着。左侧阴唇和会阴隆起的区域（红色箭头）被证实为浸润性鳞状细胞癌。外周色素沉着（白色箭头）为外阴上皮内瘤变Ⅲ级。黑色箭头表示肛门。右图为阴道镜下早期侵袭性外阴鳞状细胞癌的上皮形态学表现。患者的HPV-16 DNA检测呈阳性。

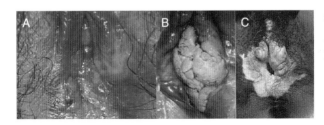

▶ 3例外阴癌。A. 溃疡性病变。B. 巨大外生肿瘤。C. 长时间硬化性苔藓引起的肿瘤。

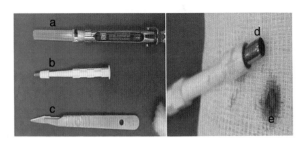

▶ 外阴活检。a: 牙科用局部麻醉剂注射器；b: Keyes活检装置；c: 手术刀；d: Keyes活检装置的切割端；e: 外阴全层活检标本。

（王燕　译）

病例 14
外阴疼痛

一名 29 岁非妊娠女性，主诉下体疼痛。
- 评估疼痛原因时，哪些病史比较重要？
- 外阴疼痛的常见原因是什么？

评估疼痛原因时，哪些病史比较重要？

疼痛是由多种不同原因引起的一种令人痛苦的症状，有时伴有明显的损伤，但医生往往在患者所诉的疼痛部位并没有发现明显异常。应详细记录病史，包括以下几个方面：

- 疼痛的性质。重点是确定疼痛是锐疼、钝痛还是烧灼样疼痛，以及是否为间歇性疼痛且有已知加重因素，或为持续性疼痛。疼痛评分是一个有用的评估措施，它可以评估疼痛的严重程度，随后监测其治疗后的效果。

- 疼痛的病史。急性疼痛发作更像是慢性外阴病变的一种特殊情况或并发症。长期或慢性疼痛可能是一些与妇科病无关的疾病表现，这时医生应警惕，对患者进行更全面的检查，包括情绪、心理和精神方面。

- 治疗前的情况。治疗前疼痛的类型和反应可能有助于了解疼痛的病因。局部治疗真菌感染可能引起局部刺激和疼痛。反复使用类固醇治疗瘙痒可能导致硬化性苔藓皲裂处疼痛。鬼臼根树脂、三氯乙酸或咪喹莫特乳膏局部外用治疗生殖器疣可引起外阴疼痛，生殖器疣手术治疗后也可引起疼痛。

● 性生活史。新的性接触史提示可能存在性传播感染，如生殖器疱疹。而抱怨疼痛也可能是性心理障碍的表现，包括痛觉障碍、关系问题、害怕怀孕或身体虐待。

● 大小便失禁。一些女性可能会因抱怨或寻求大小便失禁的治疗而感到尴尬。外阴的刺激和疼痛可能由漏尿和（或）漏粪引起。

外阴疼痛的常见原因是什么？

可能会引起外阴疼痛的常见原因包括以下几方面：

● 传染性因素：前庭大腺脓肿、生殖器疱疹、滴虫性阴道炎和滴虫性外阴炎。

● 炎性因素：扁平苔藓、硬化性苔藓、子宫内膜异位症。

● 肿瘤性因素：佩吉特病、鳞状细胞癌。

● 神经性因素：疱疹性神经痛、脊神经受压。

● 医源性因素：局部用药、手术瘢痕（包括外阴切开术）。

● 外阴疼痛。

典型病例 ➤

前庭大腺脓肿

前庭大腺脓肿是位于小阴唇后部的两个黏液分泌腺，其直径为 0.5cm，通常触摸不到。腺体分泌物通过一条 2.5cm 长的导管流入位于处女膜下方的阴道口，维持前庭的湿润。

前庭大腺导管可能因炎症或外伤而堵塞，从而导致腺体分泌物潴留，形成大小不一的前庭大腺囊肿，直径通常为 1~3cm。囊肿通常是无症状的。据估计，在 20~40 岁的女性中有 2%

发生囊肿。如果囊肿感染，炎症发展迅速，会形成脓肿并发展为剧烈的外阴疼痛。前庭大腺脓肿可以在没有前庭大腺囊肿的情况下发生。

临床检查显示前庭大腺脓肿有波动感，柔软包块，位于受累侧外阴的后部。受累皮肤可能有蜂窝织炎。如果自行破溃，脓肿可排出脓液。

大肠杆菌是前庭大腺脓肿中最常见（占40%）的单一病原体。其余病例是由葡萄球菌和链球菌等机会性细菌引起的多菌感染所致。与20世纪70年代和80年代的研究不同，最近的研究认为，在前庭大腺脓肿中很少发现淋球菌和衣原体等性传播感染的病原体。

前庭大腺囊肿可以选择性地采用造口术或 Word 导管引流术治疗。前庭大腺脓肿需要手术切开、冲洗、引流和填塞，以及抗生素治疗。

生殖器疱疹

女性生殖器疱疹涉及宫颈、阴道、外阴、会阴和肛周的疱疹病灶。主要由 2 型单纯疱疹病毒（HSV）引起（占 70%），由 1 型 HSV 引起的生殖器疱疹较少。这种病毒是通过性接触传播的。一旦接触，病毒可迅速进入神经节或感觉神经根。

疱疹是受累神经所支配的皮肤区域内的病毒被再次激活引起的。通常情况下，皮肤病变首先表现为红色丘疹，然后发展为一个透明的有红色基底的小疱。随后，小疱变为脓疱，脓疱破裂为浅溃疡。可能合并邻近的病灶，患者非常痛苦。之后是溃疡结痂和愈合，没有瘢痕。整个过程大约需要 2 周。

生殖器疱疹可以表现为不典型的亚临床感染或无症状感染。亚临床感染和无症状感染病例都像典型疱疹病例一样可排出

HSV，并可导致绝大多数病例传播该病毒。

复发性生殖器疱疹很常见，是由于病毒经常重新被激活所致。几乎 95% 的复发性生殖器疱疹是由 2 型 HSV 感染引起的，而感染 1 型 HSV 的女性很少复发。

生殖器疱疹的诊断可以通过水疱液的 HSV 培养、血清学检测或通过聚合酶链反应（PCR）进行 DNA 检测来确诊。

生殖器疱疹的急性发作可用抗病毒药物治疗。目前可用的制剂包括阿昔洛韦、伐昔洛韦和泛昔洛韦。所有这些药物都具有相同的活性代谢物，可在病毒 DNA 合成过程中抑制胸苷激酶活性。通过治疗可以有效缩短病灶的临床病程。可能需要使用抑制疗法来降低病毒再次激活的频率。

可致外阴疼痛的病例图示

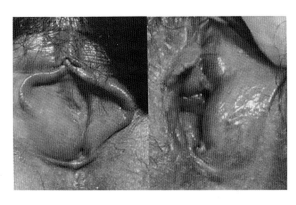

▶ 左图显示在右侧小阴唇黏膜上有一个前庭大腺囊肿。右图显示一个发炎的前庭大腺囊肿。

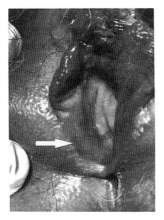

▶ 图示扁平苔藓，表现为阴道口出现一个红色病灶（白色箭头）。

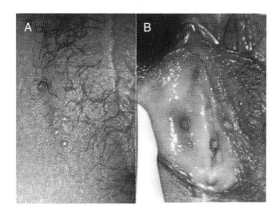

▶ 患者主诉外阴剧痛和急性尿潴留。A. 这张图片显示外阴皮肤疱疹。B. 小阴唇黏膜和尿道周围溃疡。

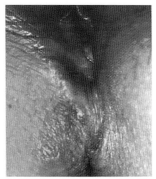

▶ 患者有不同部位复发性外阴疼痛病史。这张图片显示会阴处有红色丘疹。丘疹表面的小疱破裂形成浅溃疡。该病灶为复发性疱疹病灶。

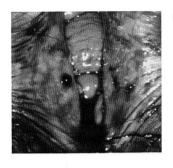

▶ 40 岁女性患者，主诉月经期外阴剧痛。图片为月经期间拍摄，为小阴唇黏膜的子宫内膜异位结节。

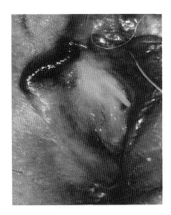

▶ 患者主诉外阴刺激性疼痛。图示绝经期萎缩性外阴炎和阴道炎。

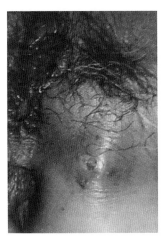

▶ 48 岁女性患者，外阴急性疼痛超过 1 周。坐卧、行走都很痛苦。图示外阴皮肤炎性水肿及脓肿。这个脓肿不像前庭大腺脓肿病例那样位于外阴，这是直肠旁脓肿。

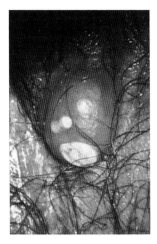

▶ 图示一位 55 岁女性大阴唇肿瘤。该患者最近因为肿瘤溃疡引起严重疼痛。

（王燕　译）

病例 15
外阴包块

50 岁女性患者，主诉外阴包块。
- 还有哪些症状对诊断很重要？
- 造成外阴包块的常见原因是什么？

哪些症状对诊断很重要？

"外阴包块"是妇科临床常见主诉。病变可能来自外阴、尿道、阴道、子宫颈、子宫或肛门。一些症状可能揭示或提示该病变的诊断。

- 包块的持续性。包块持续位于一个部位更可能是外阴、会阴、肛门区域的病变。用力后或体力活动时出现包块，休息时消失，提示子宫脱垂或阴道脱垂。排便时出现包块，提示痔疮或直肠脱垂。

- 疼痛。包块疼痛或有压痛，很可能是炎性病变或非炎性病变继发感染，如前庭大腺脓肿或外阴血肿。

- 出血。与育龄女性阴道出血有关的包块可能是子宫内膜或宫颈息肉。外阴湿疣、阴道湿疣和癌症也可伴出血。

- 分泌物。包块伴有分泌物提示囊肿、脓肿或肿瘤。

- 大小便失禁。子宫脱垂往往与压力性尿失禁和（或）大便失禁有关。

造成外阴包块的常见原因是什么？

外阴包块的常见原因可根据解剖部位进行分类：

- 子宫。子宫脱垂、阴道脱垂、子宫内膜息肉。
- 宫颈。宫颈息肉、宫颈癌、子宫肌瘤。
- 阴道。阴道脱垂（膀胱膨出）、尿道膨出、肠道膨出、直肠膨出、穹窿脱垂、加特纳管（卵巢冠纵管）囊肿、阴道肿瘤。
- 外阴。前庭大腺囊肿、表皮包涵囊肿、前庭黏液囊肿、尿道旁腺囊肿、皮脂腺囊肿、脂肪瘤、纤维瘤、子宫内膜异位症、血肿、生殖器疣、外阴癌。
- 会阴。汗腺腺瘤（副乳腺组织）、尖锐湿疣。
- 肛周。痔疮、尖锐湿疣、肛门脱垂、肛门直肠癌。

典型病例 ➤

子宫脱垂

子宫脱垂通常被称为盆腔器官脱垂（POP）。随着预期寿命的延长，多达 70% 的老年女性被发现有一定程度的子宫脱垂，30% 的女性有阴道内肿物。

解剖学上，平躺时阴道上部和子宫位于提肛肌之上，并受到提肛肌的积极支撑。它们还由来自子宫骶主韧带、宫颈筋膜和直肠阴道隔的韧带复合体进一步支撑。这种支撑复合体的缺陷可由妊娠和分娩期间的神经肌肉损伤引起，绝经期雌激素缺乏后的韧带肌肉萎缩和糖尿病等一些疾病引起的神经病变可进一步削弱子宫的支撑系统。导致子宫向下进入阴道。慢性咳嗽、便秘或肥胖女性的腹内压力长期增加可使脱垂恶化。

子宫脱垂的症状从无症状到阴道内充盈感、阴道内拖拽感、骶背痛、下腹不适、性交困难、排尿和（或）排便功能障碍。

子宫脱垂的程度分为 4 度：Ⅰ度是指子宫颈下降到近处女膜 1cm 处；Ⅱ度指子宫颈进一步下降至处女膜远端 1cm；Ⅲ度指降至处女膜远端 1cm 以上；Ⅳ度指整个子宫脱垂，子宫底位于处女膜以下，也称为脱垂。

子宫脱垂的治疗

1. 非手术治疗

● 盆底（Kegel）锻炼。改善盆底肌肉张力可以改善压力性尿失禁，但不能改善子宫脱垂。

● 阴道子宫托。成功的支撑取决于盆底肌张力和入口直径。急性盆腔炎或复发性阴道炎患者禁用。

2. 手术治疗

（1）同时行子宫切除术

● 腹部入路（开腹手术、腹腔镜或机器人手术）。

● 骶骨阴道固定术。将一块聚丙烯网片应用于阴道上部和宫颈，并连接到骶岬。它提供了持久的修复，并能保持阴道的长度。脱垂矫正的主客观成功率均在 80% 以上。

● 阴道入路。与腹部入路相比，阴道入路恢复时间短，并发症少。有 4 种常见的术式：①骶棘韧带固定。用永久性缝线将阴道尖端固定在坐骨棘内侧 1~2cm 的骶棘韧带上。②高位子宫骶韧带固定。将较强壮的子宫骶韧带缩短并附着于阴道袖带顶端。③髂尾骨筋膜悬吊。阴道袖带附着于闭孔内筋膜和髂尾骨筋膜。④阴道补片修补术。将阴道外科手术的低发病率与聚丙烯网片的耐久性相结合进行阴道补片修补的方法，因术后补片糜烂、阴道疼痛、性交困难等并发症发生率高而被弃用。

（2）不行子宫切除术

• 有保留子宫的意愿：①子宫固定术。骶骨子宫固定术的经腹入路与上述术式相似，无须行子宫切除术。同样也可进行阴道骶棘性子宫固定术。②曼彻斯特修复术。该手术包括部分宫颈切除术、悬吊子宫的子宫骶韧带缩短术和阴道前壁修补术。

• 不适合长时间手术：阴道封闭术。通过切除阴道前壁和一小块后壁黏膜，并将相应的切边缝合在一起，从而达到阴道闭塞的目的。此术式通常与紧密会阴缝合一起进行，以获得额外的支撑。

膀胱膨出和直肠膨出

膀胱膨出和直肠膨出是阴道中段脱垂。阴道按解剖支撑结构分为 3 部分。阴道上段与宫颈和子宫具有相同的支撑复合体，阴道上段脱垂（穹窿脱垂）的治疗方法与子宫脱垂相同。阴道远端由前尿道和耻骨联合紧密粘连，后外侧肛提肌和后部会阴肌肉组织强力支撑。阴道中段较弱的支撑来自阴道旁组织附着于外侧的腱弓、前部的耻骨颈筋膜和后部的直肠阴道筋膜。前方或侧方筋膜缺陷或前方及侧方筋膜同时缺陷使膀胱向阴道中部膨出形成膀胱膨出。同样地，直肠阴道筋膜缺陷使直肠膨出进入阴道，形成直肠膨出。直肠膨出通常被看作阴道下段肛门括约肌上方的一个"口袋"。

轻度膀胱膨出和直肠膨出无症状或很少出现症状。在中度或更严重的膀胱膨出中，患者主诉阴道隆起，可能有排尿功能障碍，如压力性尿失禁、排尿困难和排尿不尽的感觉。

直肠膨出的主要症状是阴道内隆起感、阴道口包块和排便困难。通常情况下，患者必须通过手指挤压阴道后壁，排便才能通畅。

体格检查中阴道中段脱垂的严重程度分为 0~Ⅳ 度。0 度：每个位点都在正常位置。Ⅰ度：下降到处女膜的一半。Ⅱ度：降至处女膜。Ⅲ度：下降到处女膜下一半。Ⅳ度：膨出组织的每个位点均下降至极限。

阴道中段脱垂的治疗

1. 膀胱膨出

● 阴道前壁修补术。修复耻骨宫颈中央筋膜缺损。

● 阴道旁修补术。侧方腱弓缺损的修复。

● 阴道前壁修补术及阴道旁修补术治疗合并中央及外侧缺损。

● 前尿道和（或）阴道旁修复联合尿道悬吊术治疗压力性尿失禁。

2. 直肠膨出

阴道后壁缝合是通过切断直肠旁筋膜来实现的。

外阴包块病例图示

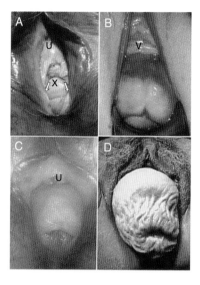

▶ 图示不同程度的子宫脱垂。A. Ⅰ度子宫脱垂。B. Ⅱ度子宫脱垂。C. Ⅲ度子宫脱垂。D. Ⅳ度子宫脱垂。在图A中，箭头表示处女膜。U: 尿道, V: 阴道, X: 宫颈。

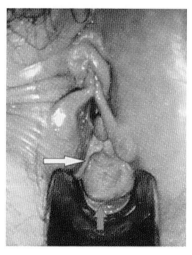

▶ 该女性患者在被发现患有Ⅰ度膀胱膨出（绿色箭头）时没有任何症状。白色箭头表示处女膜。

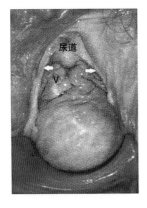

▶ 患者主诉外阴包块2周。阴道的下半部分（V）被尿道和耻骨联合很好地支撑着，箭头指向处女膜。图示膀胱膨出。

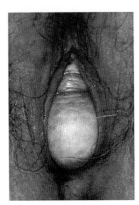

▶ 60岁女性在短距离行走3周后，主诉外阴包块。图示阴道中部隆起，超出处女膜，为Ⅲ度膨出。

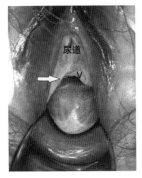

▶ 图示女性患者外阴有一个包块。几年前患者接受了子宫切除术。阴道前部（V）支撑良好。该患者为阴道穹窿脱垂。

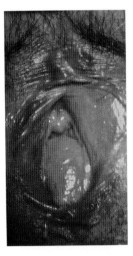

▶ 50 岁女性患者主诉外阴包块，无疼痛感。患者有慢性便秘，用力排便时，包块加重。这张图片显示Ⅱ度直肠膨出。

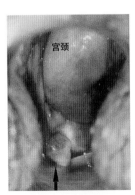

▶ 图示加特纳管（卵巢冠纵管）囊肿（箭头）位于子宫颈后外侧。这是来自胚胎残余中肾管的良性囊肿。

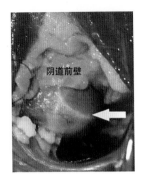

▶ 图示 43 岁女性患者阴道囊肿（白色箭头）。

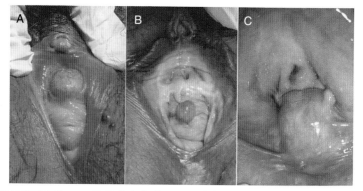

▶ 图示阴道包块。A. 尿道旁腺囊肿。B. 阴道息肉。C. 阴道黏液囊肿。

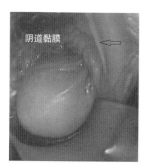

阴道黏膜

▶ 图示阴道囊肿。处女膜的残余部分用空心箭头标出。从皱褶结构可以看出囊肿起源于阴道黏膜。

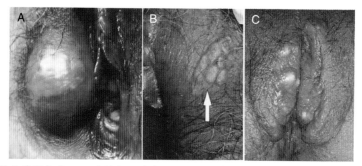

▶ 图示外阴包块。A. 右侧大阴唇出现大型脂肪瘤。B, C. 大阴唇上的异位皮脂腺（白色箭头）。这些是皮脂腺囊肿，除了造成不良观感或患者对性传播疾病的恐惧外，没有任何意义。

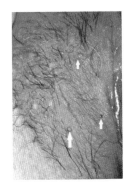

▶ 大阴唇的紫红色小丘疹是皮脂腺血管角化瘤（白色箭头）。它们是表面皮肤上角化过度的血管丘疹，是良性皮肤病变。

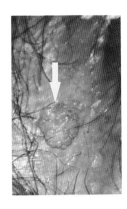

▶ 患者主诉外阴包块，可以用皮肤疣（白色箭头）来解释。

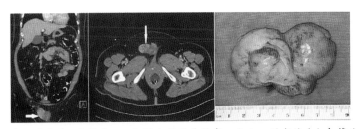

▶ 65 岁女性患者，在骨盆 CT 扫描中发现外阴有一个 8cm 的包块（白色箭头），没有任何症状。在外阴的皮下深处可以摸到一个柔软而结实的包块。图示一个边界清楚的双叶软纤维化样肿瘤。组织病理学证实为成纤维细胞瘤，是软组织或内脏的良性肿瘤。

（王燕　译）

病例 16
尿失禁

45 岁女性，主诉咳嗽时有尿液漏出。
- 采集病史时如何评估尿失禁的症状？
- 体格检查时怎样评估尿失禁的症状？

采集病史时如何评估尿失禁的症状？

尿失禁的定义为因为生理和（或）心理原因引起的尿液不自主流出。在 20~39 岁的女性中，约 13 个人中就有 1 人发生尿失禁；在 40~59 岁的女性中，约 7 个人中有 1 人发病；在 60~79 岁的女性中，约 4 个人中有 1 人发病；而 80 岁及以上的女性约 3 个人中有 1 人发病。在详细询问病史的前提下评估症状，对于尿失禁的治疗是至关重要的。

- 偶然经历还是障碍？症状评估的最基本部分是确定在医生常规询问病史或者调查时，患者认为尿失禁是否是偶然现象，是否是患者本次就诊的主要症状。临床中有 50% 以上的患者不会因为尿失禁而就诊，而等到患者主动就诊时，已经有比较严重的临床表现。

- 仅引起不便还是感到痛苦？许多女性试图通过频繁排尿或少喝水，或者用卫生巾来设法应对尿失禁症状。这种症状看似仅仅是不便，对其生活质量几乎没有影响，但实际上这类女性可能需要忍受活动障碍、性生活障碍，或是在保持个人卫生方面的困难，或者因为尿失禁而经历巨大的心理压力。有许多用于评估尿失禁严重程度的调查问卷，例如，尿失禁量表 –6 和尿失禁影响问卷（IIQ）–7。

• 激惹性尿失禁还是非激惹性失禁？与遗尿、充溢性尿失禁及膀胱阴道瘘等无诱因的尿失禁相比较，有诱因的尿失禁（如咳嗽）有独特的病理过程。现在临床上一般认为咳嗽、打喷嚏、大笑、体育锻炼、快走、做家务、性生活及其他一些活动都是尿失禁的诱因。

• 其他膀胱症状。排尿困难是膀胱炎和（或）尿道炎的主要症状。排尿困难通过增加逼尿肌的兴奋性，可引起尿失禁。急迫性和急促性尿失禁是一种逼尿肌不稳定的表现。白天尿频和夜尿增多为非特异性症状，但在女性中多由膀胱疾病和包括糖尿病在内的其他疾病所致。

• 直肠症状。伴有盆底功能障碍的尿失禁女性通常伴随大便失禁的症状。

• 生殖道症状。子宫脱垂、阴道脱垂通常和尿失禁一起出现。

体格检查时怎样评估尿失禁的症状？

尿失禁的体格检查包括 3 部分：

1. 盆腔一般情况
• 阴道窥器检查可能发现阴道有尿液。
• 盆腔包块如果压迫膀胱，可能导致或加重尿失禁症状。
• 缺乏雌激素所致的泌尿生殖系统萎缩。
• 子宫脱垂、膀胱膨出、直肠膨出。
• 是否有尿道憩室。

2.神经系统检查

- 一般精神状态和步态。

- 下肢的肌力、感觉及神经反射（深反射）。

- 阴部神经完整性检查。以轻触和针刺方式检查会阴及肛周感觉，用棉签触肛周进行提肛反射检查。

3.尿失禁测试

- 膀胱颈 / 尿流动力学检查。患者取膀胱截石位平躺于检查床，用无菌有润滑性的棉签插入尿道。如果患者做瓦尔萨尔瓦（Valsalva）动作，棉签的角度从 0° 增加超过 30°，考虑为膀胱颈活动度过大。

- 压力试验。患者取膀胱截石位，膀胱充盈时，嘱患者咳嗽。看到尿道口有尿液流出就可诊断为尿失禁。

- 指压试验。在压力试验呈阳性的患者中，应行指压试验。将食指、中指插入阴道内，压住膀胱颈两侧，以支撑近端尿道。然后嘱患者咳嗽。如果患者没有漏尿，则可确认患者为膀胱颈过度活动导致压力性尿失禁。

需要注意的是，在体格检查中未发现漏尿，不能否认尿失禁的诊断。某些患者尿失禁取决于患者的体位，所以压力试验有时必须让患者改变体位后重做，甚至包括站位。其他试验，如尿色素垫试验（膀胱灌注亚甲蓝、口服非那吡啶等）可能有助于尿失禁的诊断。

典型病例 ➤

真性压力性尿失禁（GSI）

GSI 是在腹腔内压力增加时引起的不自主尿液漏出，其特征为漏尿量少。通常无膀胱刺激症状，如尿频、尿急、排尿困难等。

可影响 15%~60% 的女性，取决于人口和年龄的不同，但这些女性中，就诊率不足 50%。

在 GSI 的患者中，漏尿的出现是因为压力状态下，膀胱内压力大于尿道内压力，存在压力梯度。正常生理状态下，在压力状态下的排尿控制有 3 种机制：①盆底肌肉的随意控制。提肛肌收缩能够抬高近端尿道和膀胱颈，收紧支撑性结缔组织筋膜，抬高会阴体。②尿道中段与耻骨的粘连通过耻骨颈筋膜稳定尿道。③远端尿道括约肌的横纹肌关闭远端尿道。

这 3 种机制共同作用的结果是使近端尿道和膀胱颈保持在耻骨后位置，尿道内压力高于静止时的膀胱内压力。在刺激时，耻骨后近端尿道和膀胱都处在腹腔内压力升高的相同影响下。更高的尿道内压力使压力梯度保持不变，排尿得以控制。

骨盆底和耻骨 – 宫颈筋膜的肌肉结构暴露于妊娠和分娩造成的机械和神经损伤中，尤其是多胎女性，以及绝经期雌激素水平降低后出现退行性改变的女性。这些改变导致尿道和膀胱颈高度活动。在压力下，尿道近端和膀胱颈从耻骨后位置旋转，尿道内压力梯度消失导致漏尿。

GSI 可以并发急迫性尿失禁，这通常被称为混合性尿失禁。通过症状和体征很难鉴别 GSI、急迫性尿失禁及混合性尿失禁。通过尿流动力学研究的特殊检查，可以客观评价膀胱功能，以解释相应的病理生理学表现。

尿失禁相关的尿流动力学研究的关键部分包括以下几个方面：

• 尿流率测量指测定单位时间内排尿量，也就是流速。尿流率是逼尿肌收缩、尿道阻力和腹肌张力的功能表现。它可以测量膀胱流出道梗阻无明确诊断信息的梗阻病因。在正常情况下，它遵循一个狭窄的钟形曲线，这个曲线的最大流速为

15~20mL/s，排空时间为 15~20s。它的临床意义为，低流率是尿失禁术后导尿时间延长的先兆。

● 膀胱测压是指在膀胱充盈的条件下，测量膀胱容积、顺应性、是否有阶段性收缩。实质性的逼尿肌活动是能被检测到的，即以膀胱内压力减去腹内压力的压力差。正常膀胱容积为 500~600mL。初始膀胱感觉发生在 50~200mL，强烈的感觉通常发生在 200~400mL。在正常生理状态的充盈阶段，内压保持稳定；基线上升超过 $15cmH_2O$ 时被认为是不正常的，这在急迫性尿失禁中可见。

● 漏尿腹压（或闭口呼气试验）。膀胱充盈 150~200mL 时，要求患者用力做数次瓦尔萨尔瓦动作，力量逐渐增强。观察到出现漏尿时的最低腹内压是漏尿腹压。漏尿压力小于 $60cmH_2O$ 被认为可诊断为括约肌缺陷。

GSI 的治疗包括：盆底理疗、防尿失禁设备、药物治疗和手术。

● 盆底物理疗法。骨盆底肌肉的收缩，包括提肛肌和耻骨尾骨肌的收缩，可以通过吸引或提升运动来主动实现。就像在不使用腹部、臀部或大腿内侧肌肉的前提下使排尿或排便暂时停止。这些锻炼提升了肌肉的张力和力量。当腹腔压力升高时，这些肌肉的收缩可以稳定尿道的过度活动，有助于增强尿道闭合压力。患者可能需要 12 周的练习才能感觉到受益，同时要在训练 6 个月后，才能达到最大受益。据报道，在没有先天性括约肌缺陷的轻度 GSI 女性中，治愈率可达 80%。

盆底锻炼可以通过使用一定重量的阴道锥来提供使肌肉收缩达到设计强度的感官反馈，或者使用电子和计算机设备提供听觉或视觉信息来进行肌肉收缩的生物反馈。

● 防尿失禁设施。可以吸收尿液的尿垫和衣物可以保护皮肤，使患者舒适地进行自己的正常活动。这些设施可以作为根治性手术之前的临时措施，或者作为手术未能完全解决尿失禁时的备选方案。尿道闭塞装置可用来压迫尿道以阻止漏尿，可用的一次性装置包括：柔性软补（UroMed Corporation，Needham，Mass）、插入性尿控装置（UroMed Corporation，Needham，Mass）、女性助手（Insight Medical Corporation，Boston，Mass）、密封护垫（Bard Urological，Covington，Ga），以及内置膀胱颈部支撑假体（UroMed Corporation，Needham，Mass）。

• 药物治疗。α 受体激动剂（米多君、伪麻黄碱）可提高尿道括约肌张力，在 20%~60% 的女性中可主观上改善尿失禁。

丙米嗪、阿米替林等三环类抗抑郁药具有中枢和外周抗胆碱能作用，以及 α 肾上腺素能效应。临床上，这类药物能放松膀胱肌肉，增强尿道括约肌张力。它已被证明对轻度 GSI 和混合性压力性尿失禁及急迫性尿失禁的女性有用。

盐酸度洛西汀肠溶胶囊是一种 5- 羟色胺与去甲肾上腺素重摄取抑制剂，通过增加尿道肌张力和闭合压力，增加骶段阴部运动核的输出。在改善轻中度 GSI 患者的症状和尿频方面，它已被证明是有效的。

• 手术。手术的目的是增加尿道出口压力。目前有许多手术技术，但广泛应用于临床的主要方法有 4 种：①膀胱颈悬吊术。Burch 后耻骨尿道固定术是通过将阴道旁筋膜附着于耻骨线，恢复膀胱尿道交界处和尿道近端的腹腔位置，这种手术可以通过开腹手术或腹腔镜手术来完成。在术后 5 年的随访中，这种手术方式的成功率达 90%。只有阴道活动充分的女性才有可能进行这种手术。但它不能矫正膀胱、直肠和尿道缺陷。②尿道中段悬吊术。在无张力阴道带（TVT）术中，通过一个小的尿道下阴道切口将合成吊带插入耻骨后间隙，并从耻骨上腹壁取出。与通过前腹壁悬吊尿道中段不同的另一种类似的手术方法，是将吊带置入大腿内侧阴蒂水平处的闭孔管的中间部分，也就是经闭孔悬吊术（TOT 或 TVT-O）。TVT 在 10 年随访中治愈率为 85%，TVT-O 似乎与 TVT 疗效相似。③尿道周膨胀疗法。可向尿道周组织注射合成材料、牛胶原蛋白及部分自体物质，使膀胱颈及括约肌黏膜下组织膨胀。这种相对无创的技术增加了尿道压力。其治疗 GSI 的疗效不如悬吊手术，需要反复治疗。④人工尿道括约肌（AUS）的放置。AUS，如 AMS 800，模拟生物膀胱括约肌。这在女性尿失禁的治疗中非常少见。

急迫性尿失禁

急迫性尿失禁是一种无法控制的尿失禁，与突然出现强烈的排尿欲望有关。刺激因素可能不存在，也可能是环境因素，如看到厕所、回家刚到门口时、打开洗衣机等。常见的相关症状有尿频和夜尿。

急迫性尿失禁的病理生理学是复杂的，涉及逼尿肌病、神经病或两者均有。在正常状态下，膀胱放松，囊内压力在充盈期也保持低位。当膀胱充分膨胀时，内源性逼尿肌活动增加，出现排尿的冲动。在患有急迫性尿失禁的女性中，逼尿肌活动异常会导致排尿反射提前启动，产生突然而强烈的冲动和无法控制的排尿。

治 疗

逼尿肌不稳定的急迫性尿失禁是不能治愈的，但症状可以通过以下几种方法控制：

1. 改变生活方式

改变生活方式是改善急迫性尿失禁症状的基本治疗方法。

● 饮食改变。控制咖啡因、酒精、尼古丁或辛辣、酸性食物的摄入量。

● 体重控制。据报道，通过将体重减少 5%~10% 的减肥方式可改善尿失禁症状。

● 重复膀胱训练。延长排尿间隔时间，用放松的方式辅助、转移注意力和（或）深呼吸练习可能有助于症状控制。

● 骨盆底练习已被推荐作为保守治疗尿失禁的一部分。对中青年女性压力性尿失禁有一定疗效。但它在急迫性尿失禁中的作用尚未得到充分证实。

2. 药物治疗

女性急迫性尿失禁的治疗主要是药物治疗。其目的是改善膀胱的顺应性和容量。改变生活方式可以改善药物治疗开始时的急迫性尿失禁症状，但不能提高停止药物治疗的比例。

● 抗胆碱能药物。这些药物在提高膀胱容量和提高非自主收缩阈值方面具有显著的临床获益，是治疗女性急迫性尿失禁的主要药物。据报道，奥昔布宁能减少 80% 的急迫性尿失禁发作，总尿失禁率为 50%。特托罗定是一种可选择性减少尿道肌肉收缩的抗霉菌药，临床疗效与奥昔布宁相似，但口干、眼干、便秘等不良反应较轻。索利那新（卫喜康）是一种具有竞争性的肌钙蛋白受体拮抗剂，具有抑制膀胱平滑肌收缩的临床作用。

● 肉毒毒素。临床经验表明，经膀胱镜下连续 12 周多次注射 A 型肉毒毒素，除尿潴留和尿路感染发生率较高外，与抗胆碱能药物相比，其全身不良反应少，控制尿失禁的概率高。

● 雌激素疗法。雌激素疗法常被推荐用于绝经后女性的尿失禁治疗。全身雌激素替代治疗尿失禁成功率低。

尿失禁女性的尿流动力学变化图示

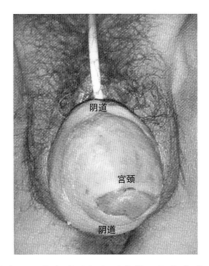

阴道

宫颈

阴道

▶ 患者在 2 年内均能很好地应对尿频和尿失禁。但患者某天出现了急性尿潴留。图示严重子宫脱垂，这可能是其排尿失败的原因。

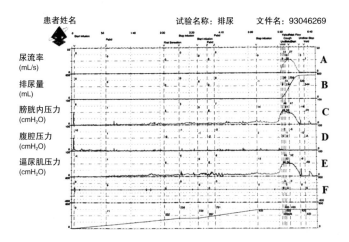

▶ 图示正常膀胱的尿流动力学研究结果。A 表示尿流率（mL/s）；B 表示排尿量（mL）；C 表示膀胱内压力（cmH_2O）；D 表示腹腔压力（cmH_2O）；E 表示逼尿肌压力（cmH_2O），由膀胱内压力减去腹内压力。

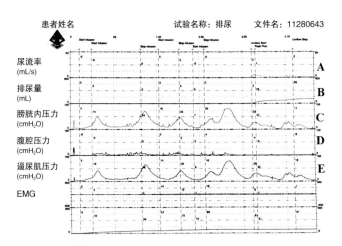

▶ 图示逼尿肌不稳定的尿流动力学研究结果。逼尿肌压力（Row-E）在膀胱充盈期是波动的（不稳定的）。

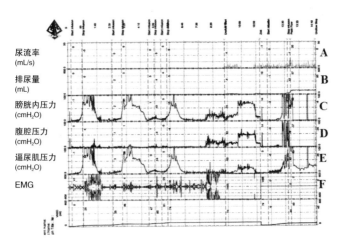

尿流率
(mL/s)
A

排尿量
(mL)
B

膀胱内压力
(cmH₂O)
C

腹腔压力
(cmH₂O)
D

逼尿肌压力
(cmH₂O)
E

EMG
F

▶ 图示逼尿肌反射亢进的例子。在这种情况下，不稳定的逼尿肌压力是由不受抑制的逼尿肌收缩（Row-F）引起的。在一些病例中，这种情况是由神经紊乱引起的。患者主诉尿频、尿急和尿失禁。

（刘高伟　译）

病例 17
急性腹痛

26 岁的未生育女性，主诉突发下腹部疼痛。

- 什么样的病史表明患者有妇科疾病？
- 引起急性腹痛的常见妇科病因有哪些？
- 你首先会对该患者做哪些评估？

什么样的病史表明患者有妇科疾病？

位于脐水平以下的急性腹痛也称急性盆腔痛。这种疼痛可以突然发生在以前没有任何症状的健康个体。在所有门诊患者中急性腹痛发生率为 1.5%，急诊患者中急性腹痛的发生率为 5%。急性腹痛可由生殖、泌尿、肠道系统或肌肉骨骼结构的问题引起。要做出正确诊断，详细地询问疼痛病史是必不可少的。

疼痛的部位：急性阑尾炎可能伴右下腹麦氏点剧烈压痛，而且最初通常会有脐周疼痛等转移性腹痛病史。相比之下，妇科疼痛往往始于下腹部并持续存在于原发部位。

疼痛的特征：急性阑尾炎的疼痛特征是持续性的，严重程度逐渐增加，并因活动而加重。输尿管结石引起的疼痛与临床常见的"呻吟、叹息、结石"有关。而许多妇科疾病引起的疼痛被描述为"痉挛性"，在性质上与经期疼痛相似。

出现以下症状，提示为妇科疾病引起的疼痛：

- 疼痛时间与月经的关系。月经中期、经前、经期或经后立即出现疼痛。

- 月经异常：月经量大、月经不调或闭经。
- 新出现的阴道分泌物。
- 新发生的性交困难。
- 新的性伴侣。
- 近期应用宫内节育器或者进行妇科手术。

值得注意的是，患者有尿频和（或）排尿困难、腹泻、便秘或排尿困难和腹胀的病史时，虽然提示可能有尿路或肠道疾病，但并不排除妇科疾病引起的疼痛。

引起急性腹痛的常见妇科病因有哪些？

急性腹痛常见妇科病因，按病史可分为以下几种：

- 月经中期疼痛。例如，经间痛。
- 月经前疼痛。例如，卵巢囊肿并发症、子宫内膜异位症。
- 疼痛伴随月经量多。例如，肌瘤、子宫腺肌病、子宫内膜异位症、子宫内膜炎、流产。
- 疼痛伴随月经不调。例如，流产、异位妊娠、子宫内膜炎、子宫内膜异位症。
- 疼痛伴随闭经。例如，难免流产、异位妊娠、卵巢囊肿。
- 疼痛伴随阴道分泌物。例如，盆腔炎性疾病、输卵管卵巢脓肿。
- 宫内节育器、妇科手术后疼痛。例如，盆腔炎性疾病、输卵管卵巢脓肿、子宫内膜炎、异位妊娠。

你会首先对该患者做哪些评估？

对急性腹痛患者的初步检查应包括以下内容：

- 心血管稳定性：临床评估的第一步是对发热、休克、出血、脱水和心脏失代偿进行快速检查。必要时，应立即采取心肺复苏措施以稳定患者的状态。
- 采集病史：获得详细的疼痛史、月经史及相关病史。
- 全身检查：必须进行一次全面的体格检查。
- 腹部检查：视诊观察呼吸作用下腹壁的肿胀和活动，确定腹部疼痛最显著的点和腹膜刺激征（压痛和反跳痛），触诊腹部包块，听诊肠鸣音。
- 盆腔检查：进行阴道检查以检查阴道分泌物，并取样进行细菌学检查；检查有无宫颈举痛，查看宫颈情况；随后对骨盆进行双合诊，以评估有无包块，以及其位置和压痛程度。
- 直肠检查：评估肛门内粪便、肿瘤或血液的阻塞情况，并行经直肠盆腔检查。
- 妊娠检测：采用尿人绒毛膜促性腺激素（β-hCG）检测。
- 床旁超声检查盆腔：可以检查妊娠情况、子宫异常情况、附件包块或盆腔积液。
- 全血检查：贫血及全血细胞计数检查。
- 尿液分析：包括脓尿及血尿分析。

典型病例 ➤

异位妊娠

异位妊娠是位于子宫腔外的妊娠，最常发生在输卵管内（97%），其中80%发生在壶腹部。异位妊娠也可发生在子宫角、宫颈、卵巢和腹腔脏器。据报道，在发达国家，异位妊娠占所有妊娠的1%，占与妊娠有关的产妇死亡率的5%。它是发生在妊娠早期的孕产妇死亡的主要原因。超过90%的异位妊娠死亡是由出血引起的。这些女性绝大多数没有任何明显的宫外孕危险因素。流行病学资料显示，有下列情况的女性异位妊娠的风险较高。

1. 输卵管结构异常

• 既往有输卵管炎和盆腔炎性疾病。输卵管损伤的发生率随盆腔炎性疾病发病频率的增加而增加，发生 1 次盆腔炎性疾病的患者输卵管损伤发生率为 13%，2 次为 35%，3 次为 75%。值得注意的是，生殖道衣原体感染通常是无症状的，这可以解释为什么许多被诊断为异位妊娠的女性似乎没有可识别的危险因素。

• 以前有过异位妊娠，再次异位妊娠的发生率为 10%~25%。

• 输卵管手术（包括输卵管闭塞术）和再吻合术。输卵管阻塞性永久避孕术后，几乎 50% 的妊娠为异位妊娠。其他输卵管手术也会增加输卵管妊娠的风险。

2. 输卵管蠕动异常

• 只含孕激素的避孕药。

• 宫内节育器。一般来说，宫内节育器可以预防怀孕，从而降低使用者异位妊娠的发生率。然而，如果宫内节育器使用者怀孕，异位妊娠的风险约为 10%。

• 吸烟。人类和动物相关研究表明，吸烟会降低输卵管的运动能力。与不吸烟者相比，吸烟者异位妊娠的相对危险度为 1.6~3.5。

3. 产妇年龄大

• 与 15~24 岁的女性相比，35~44 岁的女性异位妊娠的风险增加了 3 倍。

4. 体外受精妊娠

• 体外受精妊娠的异位妊娠率为 4.5%。

异位妊娠的症状

- 异位妊娠三联征。腹痛、停经、异常阴道出血在所有病例中占 50%。单独来看，出现急性腹痛占 98%，停经占 75%，异常阴道出血占 60%。
- 早孕反应：恶心呕吐、头晕、乏力、便秘。
- 肩部疼痛。
- 性交痛。

异位妊娠的临床体征

- 可以出现血流动力学状态不稳定的低血容量休克和腹肌紧张，但因为现代医疗水平可早期诊断妊娠，现在已不太常见。这属于外科急症，因为该症状提示异位妊娠破裂伴腹腔内出血。
- 可出现局部腹膜刺激征，如下腹压痛、反跳痛、宫颈举痛。
- 可出现附件区压痛，一侧更明显。
- 可出现附件区触及包块。盆腔检查无附件包块并不能排除异位妊娠。

异位妊娠的鉴别诊断

- 早孕并发症：自然流产、不全流产、先兆流产、葡萄胎。
- 卵巢囊肿并发症：黄体囊肿破裂、卵巢囊肿蒂扭转。
- 月经失调：痛经。
- 急性阑尾炎。
- 尿路感染。
- 失血性休克的其他原因。
- 引起低血容量休克的其他原因。

异位妊娠的诊断

1. 高度怀疑

当一名育龄期女性出现急性腹痛时，需要高度怀疑异位妊娠。

2. 通过尿和血清 β-hCG 检测妊娠

敏感的尿液检测可以检测到 β-hCG 水平降低（25U/L），提示早期妊娠。血清 β-hCG 定量检测可能显示其低于正常增长水平。在妊娠早期，血清 β-hCG 浓度每 48~72h 翻一倍。然而，这种现象对于异位妊娠的诊断是不可靠的。更重要的是，血清 β-hCG 定量可用于鉴别超声显像。

3. 经阴道超声检查

通过超声看到宫内妊娠囊时，β-hCG 为 700~1 000U/L，超声确诊宫内妊娠时，β-HCG 为 1 500~1 800U/L。如果有多个妊娠囊，进行体外受精的女性，通过超声看到妊娠囊时，β-hCG 为 2 500U/L。当血清 β-hCG 水平高于诊断区时，经阴道超声扫描显示空子宫是异位妊娠的迹象。

经阴道超声成像有时会检测到异位妊娠，如混合性附件包块，或不太常见的妊娠囊，其中包含子宫外心血管搏动等。如果输卵管充满血液或游离液体，则怀疑为异位妊娠破裂。未破裂的输卵管妊娠有时可看到子宫外环状回声结构。间质异位妊娠是位于子宫上部偏心性的妊娠，被一层薄薄的（< 5mm）子宫肌层包裹。

4. 腹腔镜检查

腹腔镜检查是诊断异位妊娠的金标准，它的灵敏度超过95%。它提供了异位妊娠的准确位置、大小和完整性。更重要的是，它可诊断其他类似异位妊娠的疾病，如盆腔炎性疾病和卵巢囊肿。

异位妊娠的治疗

1. 保守治疗

应用敏感诊断试验，观察到近 25% 的早期异位妊娠自发消退。在密切随访 β-hCG 及 B 超检查情况下，期待治疗是一种可接受的方法。据报道，在这些入选的患者中，有超过 70% 的患者取得了成功。保守治疗的标准包括以下几个方面：

- 无症状的。
- 初始 β-hCG 低于 1 000U/L。
- 妊娠囊小（最大妊娠囊 ≤ 4cm）。
- 无破裂迹象。
- 血流动力学稳定。
- 有良好的随诊依从性。
- 愿意接受输卵管破裂的潜在风险。

2. 药物治疗

异位妊娠的药物治疗在过去 30 年中越来越受欢迎，因为它减少了手术并发症的发病率。它适用于输卵管异位妊娠，特别适用于宫颈、子宫角或卵巢异位妊娠的患者，因为这些患者的手术往往涉及器官的丢失。

氨甲蝶呤是一种对滋养细胞组织具有高细胞毒性的抗叶酸酯，它已被确定为一种有效的治疗异位妊娠的药物，适用于符合以下标准的患者。

- 血流动力学稳定。
- 超声显示最大孕囊 <4cm。
- 超声检查未见心血管搏动。
- 没有输卵管破裂的征象。
- β-hCG 水平低于 5 000U/L。
- 完全配合治疗和随访。

氨甲蝶呤治疗异位妊娠不适合以下人群：已知对氨甲蝶呤过敏、哺乳期、肝功能异常的患者，以及患血液疾病、肾脏疾病、免疫抑制的患者。

氨甲蝶呤单次肌内注射 $50mg/m^2$，注射后第 4、7 天监测患者血清 β-hCG 水平，此后每周监测 1 次血清 β-hCG 水平，直至阴性。治疗成功率超过 90%。

氨甲蝶呤的不良反应主要是胃肠道反应，如恶心、呕吐、胃痛和腹泻，其他症状包括口腔溃疡和头晕。几乎每例患者都至少经历过一次腹痛，通常是在注射后第 2~3 天。当疼痛持续时，可进行超声扫描以排除异位妊娠破裂。

3. 手术治疗

腹腔镜手术是异位妊娠手术治疗的推荐方法。如果患者的血流动力学状况不稳定，或者是间质性和宫角妊娠，需行子宫切除术，可以选择开腹手术。输卵管妊娠的手术方式包括：输卵管线性切开术、部分输卵管切除术、输卵管切除术、子宫角部妊娠子宫切除术、卵巢妊娠的输卵管卵巢切除术。无论采用何种手术方式，术后的生育率都是相似的，但受对侧输卵管状态、盆腔粘连或子宫内膜异位症的影响。

• 输卵管切开术。在这个保留生育能力的手术中，在妊娠部位输卵管系膜对侧做一个 1~2cm 的直线切口。用水压去除妊娠囊，电凝止血。据报道输卵管切开术后滋养细胞残留的患者占 5%~15%。这些患者中大多数情况都可自愈。然而，偶尔也会出现出血或输卵管破裂的并发症。输卵管切开术患者应每周进行血清 β-hCG 检测，通常在 2~3 周内变为阴性。β-hCG 水平稳定或升高是增加氨甲蝶呤治疗或手术的一个指标。

• 部分输卵管切除术。输卵管峡部妊娠通常伴有抢救之后的严重损伤，而位于输卵管中段的异位妊娠则更适合于部分输卵管切除术，即切除所涉及的部分输卵管。可行直接或间隔输卵管再吻合术以保留生育能力。

•输卵管切除术。在破裂的异位妊娠、同侧输卵管反复异位妊娠及血流动力学不稳定的患者中，沿输卵管系膜从伞端到与子宫交界处切除输卵管是首选手术方式。这也是那些想避免保守性手术所致持续性异位妊娠的患者的治疗选择。

4. 预防性应用抗 D 免疫球蛋白

应测定 RH 血型，RH 阴性女性应注射抗 D 免疫球蛋白，以预防同型免疫。

异位妊娠病例解析

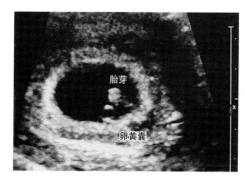

胎芽

卵黄囊

▶ 超声扫描图示子宫内有一个妊娠囊，有胚芽和卵黄囊，为早期妊娠。这一发现排除了异位妊娠，因为宫内和宫外同时妊娠的发生率低于 1/40 000。

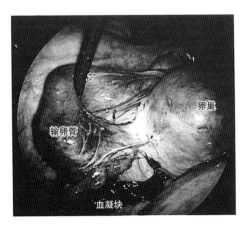

▶ 患者突发急性腹痛，在腹腔镜检查中发现左侧输卵管妊娠。输卵管未受损伤，可见卵巢黄体囊肿。

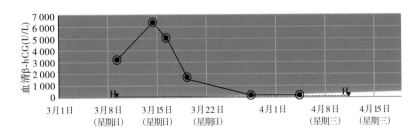

▶ 肌内注射氨甲蝶呤治疗异位妊娠。一名 43 岁女性，孕 7 周时发现异位妊娠。血清 β-hCG 为 3 173U/L。经阴道超声检查显示，子宫大小正常，子宫内膜厚度为 15mm，未见孕囊。右侧卵巢黄体为 19mm。在右侧卵巢内侧有一不规则的囊性区域，大小为 9mm×5mm×5mm，其内有一个 1mm×1mm×1mm 囊性区域，类似于卵黄囊区。未见明显胚芽或心血管搏动。患者在 2015 年 3 月 11 日肌内注射氨甲蝶呤 50mg/m²。监测血清 β-hCG 的变化趋势。β-hCG 在治疗后 3d 上升到 6 332U/L，随后开始下降，在 2015 年 4 月 11 日达到 3.1U/L 的阴性值。

流　产

流产又称自然流产，是指妊娠 20 周前发生的妊娠丢失，限于通过生化检查和超声检查作出临床诊断的妊娠。在所有妊娠女性中，它的发生率位 5%~15%，且发病率随孕妇年龄的增加而增加。在发达国家，流产占与妊娠有关的孕妇死亡率的 4%。

流产的病因

1. 胚胎疾病

胚胎疾病占所有妊娠早期流产的 80%~90%，因为 90% 以上的染色体和细胞形态异常的胚胎是自发终止的。最常见的染色体畸变为三倍体，16- 三体占所有病例的 1/3。

2. 母体全身性疾病

- 糖尿病。
- 严重高血压。
- 肾脏疾病。
- 系统性红斑狼疮。
- 甲状腺功能障碍。
- 感染，如风疹、巨细胞病毒、支原体、解脲支原体、李斯特菌及弓形虫感染。

3. 母体黄体功能不足

4. 母体子宫畸形

- 先天性子宫畸形：纵隔子宫、双子宫。
- 后天性子宫畸形：宫腔粘连、肌瘤、宫颈功能不全。

5. 药物或毒素

- 酒精。
- 烟草。
- 可卡因。

流产的临床表现

1. 症状前流产

这也被称为稽留流产。患者无症状，但超声检查发现妊娠无法继续，要么是空的宫内妊娠囊，要么是没有心血管搏动的胚胎。

2. 临床流产

临床流产指患者在怀孕期间出现阴道出血和腹痛。自然流产有 4 个阶段：

● 先兆流产。先兆流产被定义为有阴道出血，没有妊娠组织排出，宫口闭合。近 25% 的妊娠至少伴有一次先兆流产，其中 50% 会发生自然流产。出血量一般不多，腹痛轻微，呈痉挛性。临床上，患者一般情况平稳。检查时腹部柔软，无压痛。盆腔检查时，阴道和宫颈口有明显出血。宫颈口闭合，无刺激痛。子宫符合妊娠大小，质软无压痛。

● 难免流产。当阴道出血伴宫颈口扩张时，可诊断为难免流产，因为这表明自然流产的进展已不可避免。比先兆流产出血多、疼痛程度重。

● 不全流产。不全流产表现为阴道出血伴随排出妊娠物或已排出妊娠物，是一种不完全流产。宫颈口可以是开放的也可以是闭合的。出血严重，甚至危及生命。下腹剧痛，可放射至背部或下生殖道。

● 完全流产。完全流产表现为妊娠物完全排出，阴道出血及腹痛消退。宫颈口闭合，超声宫腔无残留。

流产的鉴别诊断

任何有急性腹痛和阴道出血史的育龄女性的鉴别诊断都应包括以下几方面：

- 与妊娠相关的疾病：异位妊娠，流产，葡萄胎。
- 月经紊乱：异常子宫出血，痛经，子宫内膜异位。
- 卵巢囊肿：卵巢囊肿，卵巢蒂扭转。
- 急性阑尾炎。
- 尿路感染。

流产的诊断性检查

诊断性检查包括尿妊娠试验，血清 β-hCG 测定，超声检查。

尿妊娠试验在妊娠诊断中具有高度敏感性。血液 β-hCG 有助于超声图像的判断，以发现异位妊娠。高分辨率经阴道超声扫描能提供孕囊位置和大小，以及心血管搏动的准确信息。超声检查发现流产包括以下几个阶段：

- 稽留流产。稽留流产可出现不规则的妊娠囊且胚胎缺失（无胚胎）或无明显心血管搏动。绒毛膜下出血可能存在也可能不存在。
- 先兆流产。先兆流产的妊娠囊大小符合妊娠时限。如果胚胎存在，它的大小符合妊娠，可以看到心血管搏动。绒毛膜下血肿可有可无。
- 难免流产。难免流产的妊娠囊可能是正常的，也可能是塌陷的。心血管搏动可有，也可能检测不到。
- 不全流产。不全流产的妊娠囊不规则或塌陷。宫腔内可见凝血块。
- 完全流产。完全流产表现为子宫空虚。完全流产的诊断必须与异位妊娠相鉴别。

流产的处理

1. 先兆流产

- 告知患者胎儿的存活能力。

- 期待治疗 14d。
- 如果出血停止，继续进行常规的产前检查。
- 如果出血加重，重新评估病情。

2. **流　产**

- 保守治疗：确认流产的诊断。确定治疗方案，签署知情同意书。如果患者出现严重出血的风险较低，观察 14d（4 种情况除外：①早期妊娠后期；②凝血障碍或正在接受抗凝治疗；③不能输血；④不良孕产史，如反复流产、产前出血、死胎。）镇痛。确认关于何时开始急救的信息。如果患者出血在 7~14d 内停止，3 周后进行妊娠检查；当 14d 内开始出血，或者出血增多，14d 内疼痛不消失时，用超声波扫描重新评估。

- 药物治疗：确认过期流产或不完全流产。签署药物治疗方案和不良反应的知情同意书。米索前列醇 800mg 单次阴道内放置；给予镇痛药、止吐药。如果患者在 24h 内没有出血，可进行个体化治疗；如果出血或疼痛在 14d 内缓解，可行尿妊娠试验；如果阴道出血持续 14d 后或妊娠试验 3 周后呈阳性，需进一步检查。

- 手术治疗：确认诊断。签署知情同意。在局部麻醉药下或在手术室全身麻醉下行人工流产术。

- 抗 D 免疫球蛋白：应确定患者 RH 血型，RH 阴性女性应注射抗 D 免疫球蛋白，预防同型免疫。

卵巢囊肿

卵巢囊肿是卵巢中充满液体或半液体的结构。几乎所有绝经前女性和 18% 的绝经后女性都可以通过超声检查发现。由于卵巢恶性肿瘤的囊性表现和一些良性卵巢囊肿并发症的潜在风险，引起了女性和医生的高度重视。

卵巢囊肿可从根本上分为非赘生性和赘生性两大类：

非赘生性卵巢囊肿：间皮来源的卵巢囊肿，起源于卵泡的卵巢囊肿，炎症性卵巢囊肿（子宫内膜病、输卵管脓肿）。赘生性卵巢囊肿：上皮来源——分为良性囊腺瘤和恶性囊腺癌；生殖细胞——分为成熟畸胎瘤（皮样囊肿）和未成熟畸胎瘤。

1. 非赘生性卵巢囊肿或功能性卵巢囊肿

• 滤泡囊肿：是排卵失败或卵泡发育不全的结果，由于促黄体素（LH）水平不理想、卵泡刺激素（FSH）刺激过度或激素治疗导致。非常普遍，可能是多发性的。多为 3cm，很少超过 5cm。单室，薄壁，内衬光滑，内容物清澈，呈水样。可能与月经过少或闭经有关。经常自然消退。

• 黄体囊肿：黄体萎缩不全的结果，最常见于黄体血肿后。大小为 3~5cm。超声检查提示复合性囊肿，多普勒超声检查显示黄体周围血流量丰富，可见"火环"征。内为卵泡颗粒细胞及更深层的膜细胞。单侧下腹部隐痛。持续的孕酮分泌导致月经延迟，可表现为阴道持续出血。随后出现破裂或出血并发症。

• 卵泡膜黄素囊肿：由 hCG 过度刺激引起的卵泡内膜细胞黄体化和肥大所致。常为双侧性。通常较小，但在雌激素水平较高的状态下，如双胞胎妊娠、促性腺激素治疗（卵巢过度刺激综合征）中、葡萄胎和绒毛膜癌患者中，也可能是多囊的且较大的（可达 20cm）。会导致卵巢肿大形成包块，称为黄体反应亢进。易发生扭曲、出血和破裂。

• 妊娠黄体瘤：由黄体化基质细胞的增殖引起。30% 的患者雄激素水平升高，其中 50% 可能发育成男性化的女性胎儿。超声表现为复杂、异质、低回声的包块。妊娠结束后自行消退。

2. 良性赘生性卵巢囊肿分型

（1）良性上皮性肿瘤

• 沿米勒管分化：①输卵管浆液性囊腺瘤，可按形态学表现分型。②浆液性囊腺瘤（直径 1~30cm，内外面光滑，内为清亮液体，组织学上为单层扁平或长方体细胞）。③乳头状浆液性囊腺瘤（内表面或外表面或两面均可见疏松的纤维组织、内衬管状上皮。在乳头组织中可以看到砂粒样体）。④浆液性腺纤维瘤（囊肿内壁呈分叶状、硬结节状实性包块。镜下可见纤维性肿瘤，内含小囊肿或腺样间隙，内衬管状上皮）。⑤子宫内膜，例如，子宫内膜样囊腺瘤（非常罕见，类似子宫内膜息肉）。⑥宫颈囊腺瘤，例如，黏液性囊腺瘤（常见，占卵巢良性肿瘤的 20%）。囊状和分叶状，表面光滑或发亮。大小为 15~30cm，但可以占据整个腹腔。囊肿内容物清亮，呈黏液性、质地坚韧。组织学上，囊肿由单层类似宫颈内上皮的柱状单层细胞排列。

• 沿中肾管分化：①勃勒纳瘤（少见，不足 2cm，光滑质硬，中心可呈囊性，内衬内皮样细胞、长方体细胞或黏液分泌细胞，扁平排列。通常是良性）。②中肾管样瘤（非常罕见，通常为实性纤维瘤）。

（2）生殖细胞瘤——成熟性囊性畸胎瘤（皮样囊肿）

• 占所有卵巢肿瘤的 10%~20%，占卵巢畸胎瘤的 97%。它可以发生在任何年龄的女性中，但 90% 发生在育龄期女性。

• 圆形或卵圆形囊肿，大小为 5~15cm，10% 为双侧性。

• 囊肿内容物为黄褐色的多脂液体。可能为毛发、牙齿、软骨或骨头（可能是特定的骨头）。囊腔内有一个小山状隆起，称为头节，含有乳头或乳头样结构。

- 囊肿壁内衬鳞状上皮。亦常见其他组织：呼吸组织、胃肠道组织、软骨和骨骼组织、甲状腺和唾液腺组织、神经组织等。

卵巢囊肿的危险因素

- 生育年龄。
- 初潮早。
- 孕早期。
- 个人有不育史或多囊卵巢综合征病史。
- 内源性或外源性促性腺激素。
- 他莫昔芬。
- 个人或家族有子宫内膜异位症史。
- 吸烟。
- 使用口服避孕药有保护性。

卵巢囊肿的临床表现

- 无症状。
- 月经不规律。
- 性交困难。
- 盆腔疼痛（常见），在新发腹痛的女性中，卵巢囊肿的患病率为 3%~9.5%。
- 腹胀和早期饱腹感（常见）。
- 尿频和排尿困难。
- 附件区可扪及包块（常见）。
- 只有不到 1/3 的卵巢囊肿可以通过双合诊检查到。

卵巢囊肿的鉴别诊断

- 多囊卵巢综合征。
- 卵巢冠囊肿。
- 输卵管积水。

- 腹腔囊肿。
- 输卵管卵巢脓肿。
- 浆膜下子宫肌瘤。
- 盆腔淋巴囊肿。
- 腹腔脓肿。
- 腰大肌脓肿。

卵巢囊肿的诊断

- 超声检查。超声检查对卵巢或部分卵巢组织肿大检查时非常有效。它可提供有关囊肿的信息，如囊性、实体或囊实性。影像学检查可与多普勒血流检查互补。这些特征使临床可以区分不同类型的卵巢囊肿。据报道，超声检查发现卵巢恶性肿瘤的灵敏度和特异度分别为 88% 和 90%，对子宫腺肌病的灵敏度和特异度分别为 92% 和 97%，发现皮样囊肿的灵敏度和特异度分别为 90% 和 98%。

超声检查可发现卵巢囊肿的一些并发症，例如，它可显示血管蒂扭曲，卵巢蒂扭转时的"漩涡"征，囊肿出血可能表现为弥漫性网状、"鱼网"状或"蜘蛛网"状外观。在彩色多普勒超声检查中，因为囊肿无血流特征，可以将血凝块与囊肿实性组织明显区分。

- CT。该技术可检测增大的卵巢或卵巢组织，而且能够对存在腹水、腹壁 / 膈膜厚度 > 3cm 的卵巢囊肿或腹膜、肠系膜或网膜包块做出疑似恶性组织的提示。如果根据超声检查结果怀疑癌症，尤其需要行 CT 检查。对于判定恶性肿瘤，CT 的灵敏度为 90%，特异度为 75%。

- MRI。MRI 可明确卵巢或卵巢组织肿大，如果实体组织出现坏死，恶性肿瘤风险升高。其特异度优于超声（73% *vs.* 63%）

• 血清 CA 12-5: 当存在卵巢囊肿时，血清 CA 12-5 是评估恶性肿瘤风险的一个有用的辅助工具。总体上皮性卵巢癌患者中 80% 的患者和 I 期癌症患者中 50% 的患者血清 CA 12-5 水平升高。绝经后女性的 CA 12-5>35U/mL 需要警惕卵巢癌。在绝经前患者中，CA 12-5 升高的水平与许多良性疾病有关，如子宫肌瘤、盆腔炎性疾病、子宫内膜异位症、子宫腺肌病、妊娠和月经。血清 CA 12-5 对卵巢恶性肿瘤的灵敏度为 50%~83%，假阳性率为 14%~36%。

卵巢囊肿的并发症

• 卵巢囊肿蒂扭转。发病率低，但在怀孕期间可能升高，估计为 1%~7%。卵巢囊肿蒂扭转可发生在任何年龄的女性中，但 70% 以上需外科治疗的扭转发生在 30 岁以下的女性中。扭转发生在右侧卵巢更为常见（发病率为 60%）。典型症状是突然发作的单侧下腹部剧烈疼痛，病史持续数小时以上，可能有低热。70% 的患者可能出现恶心、呕吐。初次临床检查中只有 57.8% 的患者可获得诊断。卵巢坏死是扭转的并发症。1/3 的患者腹腔镜治疗是成功的。

• 囊肿破裂。发病率低，通常发生在性交、运动或盆腔检查之后。破裂常见于黄体囊肿，通常发生在正常月经周期的 20~26d。皮样囊肿也可能破裂，释放的囊肿内容物常常引发炎症级联反应，导致腹膜炎。

• 囊肿出血。严重的腹腔出血可能是由于黄体囊肿破裂引起的，特别是在使用抗凝血药物或有出血障碍的患者中。

• 囊肿感染。这是由于生殖道上行性感染，如盆腔炎性疾病或败血症，细菌迁移至卵巢囊肿所致。

• 性交困难。卵巢囊肿有时会引起性交困难。发病率很低。

临床检查时宫颈刺激性疼痛和性交疼痛多与盆腔炎性疾病有关。

- 卵巢癌。良性卵巢囊肿转变为恶性的可能性尚未被证实，但在少数子宫内膜异位症中可能发生恶性改变。

卵巢囊肿的治疗

卵巢囊肿的处理取决于症状、囊肿大小、可能的病理情况和患者的健康状况。

1. 绝经前单纯性囊肿

- 直径<6cm 的单纯卵巢囊肿 50%~75% 会自行消退，可选择期待治疗。口服避孕药不会加速囊肿的消失。值得注意的是，良性囊肿的切除并不能降低卵巢癌的死亡率。

- 不建议进行组织诊断（细针穿刺），因为该检测灵敏度低（25%），假阳性率高（73%）。

- 腹腔镜卵巢囊肿切除术是治疗持续性卵巢囊肿的首选手术方法。

2. 绝经前囊实性或实性囊肿

- 囊实性卵巢囊肿的生理情况：如黄体囊肿往往自行消失，但对于群体而言，仍有许多是持久性的。一项研究显示，在 34 个月的时间里，自行溶解率为 8.3%。

- 如果囊肿的诊断是良性的，应保守处理，每 2~3 个月进行超声检查随访。对于持续性囊肿，通过腹腔镜卵巢囊肿切除术行组织病理学评估是必要的。

- 对于绝经前良性表现的包块的手术治疗，腹腔镜手术与开腹手术相比，腹腔镜手术并发症少，住院时间短，术后疼痛减轻。对于卵巢畸胎瘤，尽管腹腔镜组的囊肿内容物溢出率高于开腹组（18% *vs.* 1%），但未发现发病率增加。

- 当不能排除恶性肿瘤时，患者应转至妇科肿瘤医生处进行更广泛的开腹手术，包括肿瘤分期和淋巴结状态的探查。

3. 绝经后单纯性囊肿

● 直径<10cm 的单纯卵巢囊肿发生恶性肿瘤的风险极低（<0.1%）。其中 70% 以上可自行消失。这些囊肿应以保守观察作为一线治疗，每 2~3 个月行超声检查随访和 CA 12-5 水平检测。

● 如果囊肿增大或有恶性肿瘤形态学指标水平较高，必须进行手术评估并切除囊肿进行组织病理学诊断。

● 对于恶性低风险的囊肿，应行腹腔镜检查。

4. 绝经后囊实性或实性囊肿

● 有结节或固定盆腔包块的女性，CA 12-5 值>35U/mL，有转移或腹水的证据，应由有经验的妇科肿瘤医生行开腹手术。

● 经妇科肿瘤医生治疗的卵巢癌患者的生存率和预后都有所提高。

5. 妊娠期卵巢囊肿

● 1%~4% 的女性在妊娠早期或中期通过常规超声检查能够发现卵巢囊肿。这些囊肿以黄体囊肿为主，其中 95% 以上在妊娠 20 周时可自行消退。这些囊肿对怀孕没有风险。

● 卵巢恶性肿瘤的风险是 1/12 000~1/47 000。

● 扭转或破裂等并发症的风险为 1%~6%。

● 一线治疗方案仍然是保守治疗，应观察和定期进行超声检查。

● 对于持续性良性表现的囊肿，出现疼痛或包块压迫其他器官症状者，应考虑进行腹腔镜探查并切除囊肿。

● 如果囊肿有恶性表现，妊娠期手术应在妊娠中期通过开腹手术进行。

卵巢囊肿病例图示

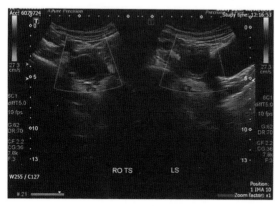

▶ 图示一个卵巢囊肿的多普勒超声扫描血流信号。根据囊肿壁周围"火环"状丰富血流可诊断为黄体囊肿。

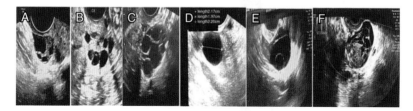

▶ 这组超声扫描图片显示不同类型的卵巢囊肿。A. 优势卵泡。B. 多囊卵巢综合征，卵巢周围分布多个小的囊腔。C. 多叶卵巢囊肿。D. 绝经后女性单纯包涵囊肿。E. 带有子囊的卵巢囊肿。F. 黄体囊肿，表现为一个复杂的囊肿，伴有显著的"火环"状血流。

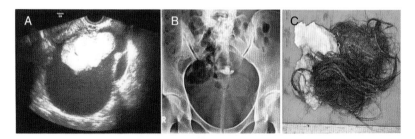

▶ 25岁女性患者,右侧卵巢有一个较大的囊性包块。A.超声扫描显示囊性包块,有较大实性区域。B.普通X线片显示包块中有牙齿样钙化。C.图片为打开的囊性畸胎瘤,有一簇毛发和一块4cm长的不规则骨。良性卵巢畸胎瘤或皮样囊肿是卵巢最常见的生殖细胞肿瘤。它们是青春期女孩和年轻女性最常见的良性卵巢肿瘤。

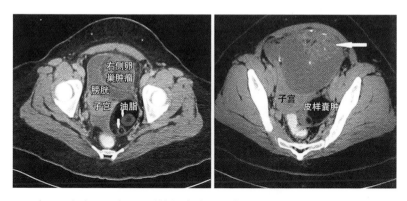

▶ 30岁女性患者,因急性腹痛来到急诊室。有一个大小相当于妊娠20周的盆腹腔包块。这组图片展示了MRI T2加权的两个部分。左图显示左侧卵巢囊肿,有油脂成分的脂肪和固体成分(白色箭头),与皮样囊肿一致。MRI成像显示患者还有一个巨大的右侧卵巢肿瘤,固体成分显示钙化,与畸胎瘤一致。患者接受了开腹手术,确诊为双侧卵巢畸胎瘤。左侧卵巢肿瘤为1级未成熟畸胎瘤,右侧为成熟性畸胎瘤(皮样囊肿)。右侧卵巢畸胎瘤自发性破裂,引起急性腹痛。

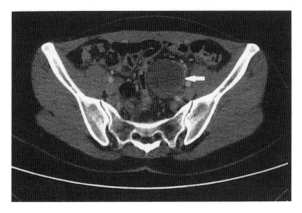

▶ 患者主诉左侧髂窝疼痛逐渐加重6h。CT扫描显示左侧卵巢囊肿，直径4.6cm（白色箭头）。囊肿内有沉淀物，提示囊肿内出血（红色箭头）。患者接受了期待治疗和镇痛治疗，囊肿在随访期间自行消退。

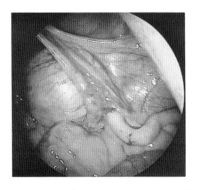

▶ 患者为年轻女性，主诉右侧髂窝突然疼痛，伴低热。患者因疑似急性阑尾炎接受了腹腔镜检查。图片显示阑尾正常，右侧卵巢囊肿。

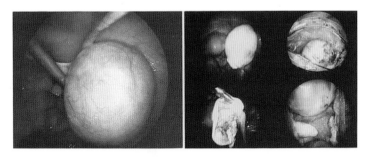

▶ 患者有一个巨大卵巢囊肿（左图）。进行腹腔镜卵巢囊肿切除术，将完整的囊肿置入手术标本袋后取出，以避免囊液溢出（右图）。

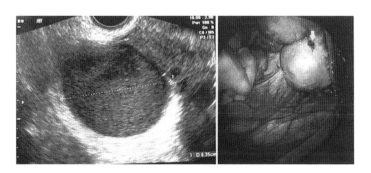

▶ 该女性患者因短暂的腹痛史就诊，检查发现右侧有一个 6.3cm 的卵巢异位囊肿（高回声）。在腹腔镜检查中，子宫内膜异位症斑点（黄色箭头）是卵巢囊肿的起源，为子宫内膜异位症的标志。

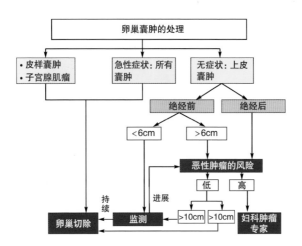

▶卵巢囊肿处理流程。

（刘高伟　译）

病例 18
慢性盆腔疼痛

一名 32 岁的女性在过去 12 个月内 3 次出现下腹部疼痛。
- 慢性盆腔疼痛的定义及其意义是什么?
- 慢性盆腔疼痛的常见原因是什么?
- 患有慢性盆腔疼痛的女性应该做哪些检查?
- 如何处理慢性盆腔疼痛?

慢性盆腔疼痛的定义及其意义是什么?

慢性盆腔疼痛(CPP)是指下腹部持续 6 个月以上的与生理、情感和(或)心理因素有关的周期性或非周期性疼痛,不包括特定的痛经和性交痛。一般认为,患者自觉的疼痛属于疼痛症状,而如果是医生操作引起的疼痛则不认为是疼痛症状。CPP是一种需要诊断潜在疾病的症状。

来自美国、英国、澳大利亚和新西兰的基于人口的调查报告显示,CPP 在育龄期女性中的发病率约为 20%。人们认为CPP 在年轻女性中比在年长女性中更为普遍,但新出现的数据对这一观点提出了挑战。新数据显示,55 岁以上的女性与年轻女性患 CPP 的比例一样高。没有明确的证据表明社会统计学因素对 CPP 的发病率有任何影响。

CPP 与生活质量差、自卑、失业、绝望、焦虑、抑郁和自杀率增加有关。近 1/3 的 CPP 患者从不就诊，40% 的 CPP 患者自行服药。慢性盆腔疼痛占妇科诊断性腹腔镜检查所致盆腔疼痛的 40%。

慢性盆腔疼痛的常见原因是什么？

CPP 可表现为下腹部和骨盆中的内脏、神经血管和肌肉骨骼结构的疾病，或是心理社会障碍。这些疾病可分为以下几类：

- 妇科疾病：子宫内膜异位症、慢性盆腔炎性疾病、盆腔淤血综合征及粘连。
- 泌尿系统疾病：间质性膀胱炎、慢性尿路感染、结石及膀胱肿瘤。
- 胃肠道疾病：便秘、肠易激综合征、炎症性肠病。
- 肌肉骨骼疾病：慢性尾骨痛、盆底肌肉痛、纤维肌痛。
- 神经障碍：神经性疼痛、神经卡压综合征。
- 心理障碍：焦虑、抑郁、创伤后应激障碍、身体和性虐待。

来自英国和新西兰的基于社区的研究报告认为，只有 50% 的患者能够获得 CPP 的病因学诊断。其中，肠易激综合征占 20%，卵巢囊肿、子宫内膜异位症、盆腔炎性疾病分别占 7%~10%，肌瘤、粘连、便秘、背部疼痛分别占 5% 左右。

患有慢性盆腔疼痛的女性应该做哪些检查？

确定 CPP 病因的主要困难就是症状的重叠。所有 CPP 患者均应通过深入的病史和腹部、盆腔的检查进行评估，以确定潜在的疾病，指导进一步诊断性检查，并转诊具体的专科医生处进行多学科治疗。

- 周期性月经间期疼痛，即经间痛，发生在排卵后的中期。

漏出的卵泡液中含有丰富的前列腺素，有时还有出血，会引起髂窝或下腹部局部疼痛。

- 痛经、深部性交痛、盆腔结节和压痛是子宫内膜异位症的常见体征和症状。

- 阴道分泌物异常、性交困难、宫颈刺激痛、盆腔压痛是盆腔炎性疾病的症状和体征。

- 腹痛、性交痛、盆腔包块可能提示卵巢囊肿和（或）子宫肌瘤等诊断。

- 性交困难、性交不能、大便困难、盆底痉挛通常反映盆底肌痛。

- 尿频、尿急、排尿困难、阴道前壁压痛，但直肠子宫陷凹正常，提示尿路感染、间质性膀胱炎、膀胱疼痛综合征。

- 腹痛或腹胀、排便后疼痛缓解、频繁大便、软便或腹泻是肠易激综合征的典型症状和体征。

- 针刺感、麻木、手术史、肿瘤治疗史提示神经病、神经卡压综合征。

- 运动或姿势不当时疼痛加重但骨盆正常，提示肌肉骨骼疾病。

- 焦虑、抑郁但骨盆正常，提示心理社会障碍。

实验室检查

- 微生物检查：①通过阴道和（或）宫颈内拭子检测性传播疾病，如聚合酶链反应（PCR）检测淋球菌和衣原体。②中段尿液显微镜检查和细菌培养检测尿路感染。

- 生化检查：① β-hCG 排除妊娠的可能性。② 50 岁后新发应激性结肠综合征症状（IBS）的女性及 CPP 症状合并腹胀、早期饱腹感和尿频的女性应行血清 CA12-5 检测。

- 血液学检查：白细胞计数、血沉。
- 性病血清学检查：梅毒、乙肝和艾滋病。
- 影像学检查：①盆腔超声检查可诊断子宫内膜异位症、子宫腺肌瘤、卵巢囊肿及肿瘤。②盆腔 MRI 可提示特定的诊断，且对子宫腺肌病及盆腔深部浸润组织的灵敏度和特异度优于腹腔镜。

外科治疗

- 腹腔镜检查。腹腔镜检查能够对大约 50% 的 CPP 病例作出诊断，对盆腔炎性疾病、粘连、子宫内膜异位症和卵巢囊肿具有很高的灵敏度，还可通过腹腔镜检查进行特定的治疗。只有在仔细评估 CPP 可能的原因并且保守治疗后，包括心理干预在内，患者对疼痛控制不满意的情况下，才需要进行腹腔镜检查。
- 宫腔镜检查。在超声检查后，宫腔镜检查可对子宫内膜息肉、黏膜下肌瘤进行诊断确认并进行手术治疗。
- 膀胱镜检查。与尿频、排尿困难和镜下血尿相关的 CPP 患者应进行该检查，其中约 40% 的患者为间质性膀胱炎。
- 结肠镜检查。50 岁以上新发 CPP 症状并伴有 IBS 症状或排便习惯改变或便血的女性，应进行结肠镜检查。

如何管理慢性盆腔疼痛？

CPP 的管理是复杂的，尽管采取了多学科治疗方法，但仍有相当一部分女性对治疗效果不满意。CPP 的初期管理原则如下：

- 如果 CPP 合并可识别的器质性疾病，初次诊断治疗要适当。

- 对于主要表现为妇科症状的 CPP 患者，可使用促性腺激素释放激素（GnRH）类似物、孕激素，或联合口服避孕药进行镇痛，抑制卵巢功能。

- 对于以 IBS 症状为主要表现的 CPP 患者，可使用抗痉挛药物（如间苯三酚）及饮食调整，并进行心理干预。

- 对于以膀胱疼痛症状为主要表现的 CPP 患者，可进行饮食调整、膀胱训练及盆底理疗，可使用阿米替林、抗痉挛药物治疗。

- 对于无器质性疾病的 CPP 合并性交困难，可进行盆底物理治疗、心理治疗。

- 对于 CPP 伴纤维肌痛症、神经病者，可进行盆底物理治疗，或使用加巴喷丁、阿米替林及心理治疗。

慢性盆腔疼痛病例图示

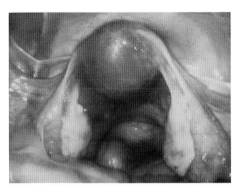

▶ 因慢性盆腔疼痛行腹腔镜检查的患者通常无盆腔解剖异常。

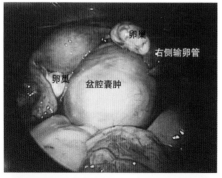

▶ 腹腔镜图片显示已标记的盆腔结构和一个较大盆腔囊肿。患者因慢性盆腔疼痛6个月后疼痛加重而就诊。此囊肿被证实为一个巨大的良性盆腔腹膜囊肿。

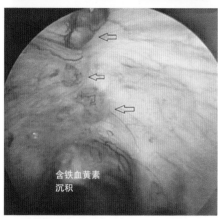

▶ 腹腔镜图片显示新发现的子宫内膜异位病灶（箭头）和盆腔腹膜上陈旧子宫内膜异位症的含铁血黄素沉积。

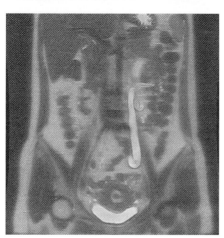

▶ MRI 成像显示左侧输尿管严重积水。输尿管远端被深部浸润性子宫内膜异位症阻塞。患者有慢性盆腔疼痛，反复治疗复发性膀胱炎，月经期间疼痛加重。

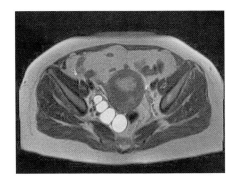

▶ CPP 女性患者盆腔 MRI 成像示慢性盆腔炎性疾病引起右侧输卵管积水。MRI T2 加权成像显示输卵管积水呈白色。输卵管水珠的串珠外观反映了输卵管的管腔结构。

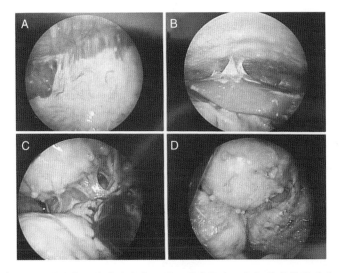

▶ 30 岁女性，慢性盆腔疼痛的检查。图示严重粘连，包括前腹壁腹膜（A）、肝周间隙（B）、直肠子宫陷凹（C）和双侧总输卵管积水（D）。这种现象也被称为 Fitz-Hugh-Curtis 综合征。该患者盆腔炎性疾病的病因是结核分枝杆菌。

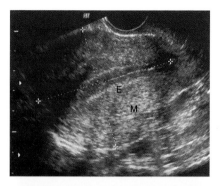

▶ 子宫超声图显示肌层明显增厚的子宫后壁（M），该患者为典型的子宫腺肌病。子宫腺肌病可引起典型痛经，在慢性和重度患者中，疼痛可扩展至实际月经之前及之后，导致慢性盆腔疼痛。E：子宫内膜。

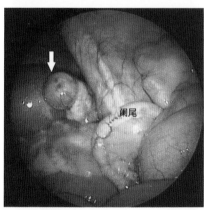

▶ 患者主诉在月经中期下腹部疼痛。腹腔镜图片显示卵巢中的排卵卵泡（白色箭头）。与排卵相关的疼痛在德语中被称为"经间痛（middle pain）"。阑尾与其位置相近时可能会导致经间痛和急性阑尾炎相混淆。

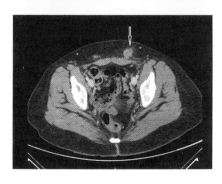

▶ 35岁女性患者，在4年前接受子宫下段剖宫产手术，娩出一名婴儿。患者主诉左髂窝疼痛3年，月经期间疼痛加重。检查发现剖宫产术后腹部瘢痕下方有一个2cm的结节。这张CT图片显示结节在前腹壁皮下。这是瘢痕部位的子宫内膜瘤，明显是在剖宫产时子宫内膜组织种植于瘢痕部位形成的。患者没有任何盆腔子宫内膜异位症的征象。

（刘高伟　译）

病例 19
腹部膨隆

50 岁的女性主诉在过去 4 周，腹围逐渐增大。

- 哪些特殊病史有助于诊断？
- 如何确定包块是盆腔病灶？
- 患者应该进行哪些检查？

哪些特殊病史有助于诊断？

腹围的增加可能由体重增加、肥胖、内脏器官增大、膀胱慢性扩张、腹水、腹腔包块或腹腔内恶性肿瘤、盆腔包块或盆腔恶性肿瘤、育龄期女性妊娠及内分泌疾病（如库欣综合征）等引起。

无论饮食有无变化，有食欲增加和食物摄入增加史的患者提示腹围增加可能是由体重增加引起。患者可能表现出潜在情感障碍、焦虑状态或心理压力增大的症状和体征。

生育年龄末期女性妊娠并不常见，但由于绝经前月经不规律，该诊断可能会被误诊为闭经而被女性忽略。患者可能伴轻度恶心、呕吐或不伴恶心、呕吐。

子宫肌瘤是育龄期女性最常见的肿瘤，可伴腹部膨隆。这种腹部膨隆通常是无痛性的，并可能出现月经过多或泌尿系统症状，最常见的症状是尿频和尿不尽感。

膀胱慢性扩张与尿频和充溢性尿失禁有关。在女性中，膀胱慢性扩张主要发生在神经源性疾病中，如卒中、截瘫、多发性硬化和手术后神经病变等。在膀胱颈部手术，如尿道吊带手术后，有少数女性也会出现这种情况。巨大的宫颈或阴道肿瘤引起膀胱出口梗阻比较少见。

明显肝大表现为腹部膨隆或者腹部肿块，伴或不伴腹水，最常见的原因是原发性或转移性肿瘤。恶性肿瘤、慢性酒精中毒和病毒性肝炎携带者是诊断要点。

大量腹水通常与食欲减退和呼吸困难有关。应该询问患者恶性肿瘤病史、肝脏疾病病史、服药史和腹腔操作史（如透析和药物传输）。对胃肠道、泌尿道和生殖道疾病的系统性回顾，对于从这些器官组织中发现潜在的未确诊的原发恶性肿瘤至关重要。

如何确定包块是盆腔病灶？

全面体格检查发现的临床征象通常能够得出腹胀可能的诊断。盆腔来源的肿块在腹部检查时通常被描述为"无法低于它"。可以通过联合腹部和阴道的双合诊检查来证实（如下图所示）。

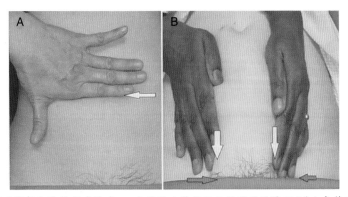

▶ 图示腹部包块的临床检查。A.包块的上界位于示指所示边界下方(白色箭头)。B.两个垂直的白色箭头标记了包块延伸到耻骨支水平的横向边界（两个橙色箭头）。耻骨支阻止了检查手进一步向下移动，因此描述为"无法低于它"。

患者应该进行哪些检查?

初步检查的目的在于确定病灶的来源并评估恶性肿瘤的风险。

• 超声检查为首选检查,可以准确地描述盆腔包块的来源和组织构成。超声能够区分实性的子宫包块,或者囊性或囊实性卵巢包块,而且还能检测出盆腔腹膜结节和腹水。

• MRI 在判断组织特征方面无可替代,能够分辨液体、脂肪、黏蛋白、出血和其他软组织,用于进一步确定包块性质,通常有助于区分良性和恶性卵巢包块。MRI 对子宫肌层包块,如肌瘤、腺肌瘤和肉瘤也有高度特异性,并且能准确描述子宫内膜肿瘤侵犯肌层的深度。此外,MRI 还能够评估腹膜后输尿管的异常及淋巴结的病变。

• 血清肿瘤标志物虽然无特异性,但在评估盆腔包块恶性风险方面可提供重要信息。上皮性卵巢癌和原发性腹膜癌通常与血清 CA12-5 显著升高有关,而癌胚抗原及 CA19-9 较少见。卵巢生殖细胞肿瘤可能引起血清甲胎蛋白、血清 β-hCG 和乳酸脱氢酶升高。

• 有消化不良症状,如早期饱腹感或排便习惯改变史时,可进行上消化道及下消化道内镜检查。胃肠道播散性原发肿瘤通常累及腹膜和盆腔器官,尤其是卵巢,可表现为腹胀。

典型病例 ➤

子宫肌瘤

据估计,80% 的女性在一生中可能会患子宫肌瘤。非洲女性的发病率高于欧罗巴人种。子宫肌瘤的其他危险因素包括未产妇、高体重指数和年龄增长。

子宫肌瘤是一种良性子宫肌肉肿瘤，其特征是平滑肌细胞和纤维结缔组织过度生长。子宫肌瘤是实性包块，切面为白色旋涡状，肌瘤压迫周围肌壁形成假包膜。肌瘤在细胞类型上是单克隆的，同一子宫中不同的肌瘤是由不同克隆分别发展而来，有些涉及 6、7、12、14 号染色体突变。然而，在纤维瘤的发生过程中未遵循孟德尔遗传。雌激素、孕激素和胰岛素样生长因子可促进肌瘤的生长。肌瘤在绝经前平均以每年 1cm 的速度增长，但可出现肌瘤快速增长期，与良性肿瘤的生物学特征一致，并没有证据表明恶变率会增加。纤维瘤恶变极为罕见。子宫肉瘤在因子宫肌瘤行子宫切除术的患者中占比不足 0.2%。绝经后，当激素替代治疗还未开始前，一部分纤维瘤，而不是全部纤维瘤，表现为逐渐衰退，但从未完全消失。

子宫肌瘤在临床上根据其与子宫浆膜层、肌层及子宫内膜的位置关系被描述为黏膜下、肌壁间和浆膜下 3 类。在国际妇产科联盟（FIGO）异常子宫出血分类中，子宫肌瘤分为 9 种类型。

• 黏膜下：分 3 种类型。0 型，有蒂的黏膜下肌瘤。1 型，黏膜下肌瘤向肌层扩展 < 50%。2 型，黏膜下肌瘤向肌层扩展 ≥ 50%。

• 肌壁间：分 2 种类型。3 型，肌壁间肌瘤邻接子宫内膜。4 型，完全性肌壁间肌瘤，与子宫浆膜及黏膜均不邻接。

• 浆膜下：分 3 种类型。5 型，浆膜下肌瘤向肌层扩展 ≥ 50%。6 型，浆膜下肌瘤向肌层扩展 < 50%。7 型，肌瘤位于浆膜下，带蒂。

• 未涉及子宫肌层：8 型，宫颈肌瘤、阔韧带肌瘤、圆韧带肌瘤和寄生肌瘤。

多数子宫肌瘤（> 60%）无症状。如果出现症状，最常见的症状是异常子宫出血,包括月经过多、持续子宫出血和经间期出血,这通常是黏膜下肌瘤的症状。另外肌瘤还可出现包块压迫症状,如腹胀、膀胱功能障碍(包括尿频、尿不尽感、尿急)、肠道功能障碍(如便秘),以及罕见的血管压迫症状(如下肢静脉淤滞和深静脉血栓形成)。子宫肌瘤可能导致不孕,是流产的危险因素。子宫肌瘤会发生缺血性坏死或变性引起腹痛。出血进入坏死组织,通常会导致如"半熟牛肉样"改变或红色变性,多见于妊娠期,但不仅限于此。

子宫肌瘤被认为是下腹部超出盆腔外的实性不规则包块,或者在盆腔双合诊检查时发现子宫增大、形态不规则。盆腔超声是首选的检查方法,它能够明确区分导致盆腔大包块的卵巢包块、妊娠子宫、子宫积血、子宫内膜异位症或子宫腺肌病等。与正常子宫肌层相比,无合并症的子宫肌瘤特征性的超声表现为低回声包块。肌瘤可发生钙化。变性的肌瘤其坏死部位可表现为囊性区域。超声多普勒显示出混合回声和血流信号增加,疑似为子宫肉瘤,但不能确诊。子宫内膜间质肉瘤可能与黏膜下肌瘤无法区分。

罕见的复杂病例可以通过盆腔 MRI 进行检查。MRI 能够将带蒂肌瘤与附件包块区分开来。单纯的子宫肌瘤在 MRI 上表现为低至中等 T1 信号强度和低 T2 信号强度。肌瘤变性或囊性区域为高信号。当不规则子宫包块出现高低混合信号时,可能提示平滑肌肉瘤,但也不能确诊。

当子宫肌瘤表现为严重子宫出血时,应检查有无其他可能的原因,如甲状腺功能障碍、血管性血友病和凝血功能障碍(严重子宫出血可能需要追溯到月经初潮时),以及子宫内膜增生或肿瘤。

大多数子宫肌瘤不需要治疗。有症状的子宫肌瘤是否需要治疗由女性自主选择，治疗时需要考虑到症状的严重性、肌瘤的类型、生育计划及药物或手术的可接受性。

1. 期待治疗

无症状的子宫肌瘤，孕12周内可期待治疗。应告知这类女性，若出现异常子宫出血、腹痛或腹胀时应及时检查。每年超声检查对于监测肌瘤是没有必要的，因为这并不能预测肌瘤的生长。在接下来的12个月内怀孕的女性应该进行生育能力的初步检查，如果在接下来的6个月内没有怀孕，则应该重新评估。

2. 药物治疗

药物治疗主要是控制症状，尤其是严重的子宫出血，但这不是治疗肌瘤的方法。

● 氨甲环酸是一种抗纤维蛋白溶解药物，已经被证明是一线治疗药物，在月经期间服用1 000mg/d。治疗时间仅限于月经期，因此耐受性良好，不良反应最小。

● 口服避孕药联合左炔诺孕酮宫内缓释节育系统（曼月乐）是对痛经有额外益处的替代疗法。

● 非甾体抗炎药也被用于轻至中度的月经过多及痛经。

● 200mg/d的低剂量达那唑也能显著减少月经失血量，但是长期使用引起的雄激素样的不良反应让人难以接受。

● 芳香酶抑制剂，一些有限的数据证明这类药物可减少月经量。

● 孕激素受体调节剂。米非司酮可终止早孕，醋酸乌利司他用于无保护性交或避孕失败后的紧急避孕。据报道，这类药物可减少月经期大量出血和缩小肌瘤体积。持续4个月口服醋酸乌利司他5~10mg/d，已经被证明可以减少过多的月经量或致闭经，而且子宫体积缩小了 40%，这些益处最多可持续 6 个月，必要时可以再重复 4 个月的治疗疗程，但缺乏长期治疗的临床经验和安全性。据报道，最常见的不良反应有潮热、头痛、腹痛、疲劳、体重增加、乳房疼痛和痤疮。

• 促性腺激素释放激素（GnRH）类似物能够通过抑制卵巢功能，诱导可逆的闭经并缩小肌瘤。这种药物对治疗月经过多及大部分肌瘤的压迫症状有效。短期的 GnRH 类似物治疗被广泛用于子宫肌瘤切除术前和近绝经期时。这种治疗与低雌激素综合征和骨质疏松明显有关。在年轻女性中，GnRH 类似物治疗停止后，肌瘤会在未来 6 个月内重新增长到治疗前的大小。

3. 子宫动脉栓塞术

可通过聚乙烯醇或者平阳霉素碘油乳剂和真丝线段栓塞子宫动脉开创微创治疗有症状的子宫肌瘤，同时保留子宫。这适用于不愿手术或者不适合手术者。与子宫肌瘤剔除术相比，子宫动脉栓塞术在症状改善方面与其有类似的疗效，而且住院时间更短，患者能够更早恢复正常活动和工作。子宫动脉栓塞术被报道在 5 年内有极高的短期并发症、再入院率和再次手术干预率。有限的资料也显示子宫肌瘤剔除术比子宫动脉栓塞术有更好的生育结局。据报道有 5%~10% 的患者进行子宫动脉栓塞术时失败。

4. MRI 引导的聚焦超声术

子宫肌瘤的实时 MRI 成像使无创的高强度超声聚焦进行目标组织热消融成为可能。随后肌瘤体积逐渐缩小，据报道，在连续 3 年的随访中肌瘤总体积缩小了 30%。长期效果尚待观察。

5. 宫腔镜下子宫肌瘤切除术

这是子宫肌瘤的微创治疗，肌瘤组织可用于组织学评估和诊断。子宫纤维性息肉、黏膜下肌瘤和占据宫腔的肌瘤（FIGO分型为 0 ~ 4 型）适用于经宫颈宫腔镜下切除术。手术持续时间和能否完全切除与肌瘤的大小、位置及侵及子宫肌层的范围有关。肌瘤直径超过 5cm 及肌瘤侵及子宫肌层厚度的 2/3 甚至更多，特别是位于子宫上 1/3 或侧壁的肌瘤，最好采用其他手术方法进行治疗。

宫腔镜下子宫肌瘤切除术后有 70% ~ 90% 的患者可短期控制经期大出血。在完成生育的女性中，子宫内膜消融术控制出血的成功率更高。由于肌瘤易复发且引起月经期大量出血的其他原因，会导致随着随访时间延长而使失败率增加。这种手术在 0 ~ 2 型肌瘤中可显著提高生育率。该手术是安全的，但手术并发症包括子宫穿孔、宫颈创伤、液体超负荷、电解质紊乱和宫腔粘连。

6. 腹式子宫肌瘤切除术

腹腔镜和开腹子宫肌瘤切除术是治疗浆膜下和肌壁间肌瘤的有效方法。腹腔镜下子宫肌瘤切除术比开腹手术恢复时间更短。然而，腹腔镜下子宫肌瘤切除术需要进行腹腔内粉碎，这与治疗子宫平滑肌肉瘤时无意间致肿瘤细胞扩散的风险有关。

腹式子宫肌瘤切除术重要的手术并发症，包括转为全子宫切除术、粘连性不孕及妊娠和分娩时子宫破裂。有 25% 左右的女性需要后续治疗复发的肌瘤。

7. 子宫切除术

子宫切除术占子宫肌瘤手术的 3/4，可永久治疗子宫肌瘤，也是子宫腺肌病、异常子宫出血和宫颈肿瘤等子宫疾病的最终治疗方法。尽管在手术期间和术后早期有明显的并发症，但子宫切除术的满意度很高，在连续 10 年的随访中，患者生活质量有显著改善。

　　子宫切除术对于完成生育的女性而言是合适的手术方式。在肌瘤大小允许的情况下，阴式子宫切除术或腹腔镜辅助阴式子宫切除术并发症发生率更低。相对于经腹子宫切除术，微创腹腔镜手术或腹腔镜辅助机器人手术均比开腹手术更可取，具有术后恢复时间短、疼痛少等优点。微创手术需要对器官进行粉碎后才能取出。在未确诊的子宫癌病例中，这种手术在客观上可扩大肿瘤传播的风险。

卵巢癌

　　在新加坡，卵巢癌在常见的癌症中排第五，在2010—2014年间占女性癌症总数的5.5%，年龄标准化发病率为12.8/10万，与美国最近病例数下降相比，新加坡的卵巢癌发病率在过去40年中呈稳定上升趋势（如下图所示）。卵巢癌可以发生在所有年龄组的女性中，在45岁以下的女性中约为25%，在45~64岁的女性中为55%，在65岁及以上的女性中为20%。

　　卵巢是结肠、胃和乳腺癌转移的常见部位。在诊断原发性卵巢癌之前，需要进行仔细检查，排除其他部位的原发癌症。几乎90%的原发性卵巢癌起源于卵巢上皮细胞。剩余10%的卵

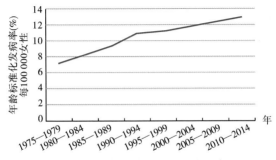

▶ 图示 1975—2014 间新加坡卵巢癌发病率的上升趋势。

巢癌来自生殖细胞、性索间质细胞和极少的其他细胞类型。

上皮性卵巢癌起源于卵巢表面上皮，其胚胎起源于体腔，与米勒管发育相同。组织学上，上皮性卵巢癌可以被认为是米勒管分化形成浆液性、子宫内膜样、黏液性和透明细胞癌。最近的证据表明，卵巢高级别浆液性癌起源于输卵管上皮。子宫内膜样癌和透明细胞癌可能由子宫内膜异位症引起。

大约20%的上皮性卵巢癌被划分为包膜完整的独立的卵巢肿瘤（BOT），这种疾病预后良好。BOT的诊断需要细致的病理检查。重要的是，每10个高倍镜下有丝分裂的数量少于4个，核异型性及细胞核与细胞质的比例轻度升高，组织结构显示复层上皮层数不超过4层，上皮乳头和假乳头分支少，而且没有侵及基质。

恶性生殖细胞肿瘤发生于年轻女性，最常见的类型是未成熟畸胎瘤和无性细胞瘤。卵黄囊瘤、胚胎性癌和非妊娠性绒癌很少见。有多种细胞类型的混合肿瘤。未成熟畸胎瘤由包括外胚层、中胚层和内胚层的胚胎组织组成。所有无性细胞瘤都被认为是恶性的，但只有1/3的患者表现为恶性。约5%的无性细胞瘤发生在性腺发育不良的患者中。

流行病学证据表明，与多次生育的女性相比，未生育女性发生上皮细胞卵巢癌的风险更高，使用过雌孕激素复合口服避孕药的女性风险更低。我们可以认为不间断排卵是上皮性卵巢癌发生的重要病因，因为排卵后频繁地组织修复增加了细胞异常增殖的可能性。几乎在所有的高级别浆液性癌中都发现了 $p53$ 癌基因突变，还有一些其他的基因异常在其他类型的上皮性卵巢癌中被发现。在没有卵巢癌疾病家族史的女性中，上皮性卵巢癌发病率为1.6%。若一级亲属有卵巢癌病史，则女性患病风险增加：有 1 名卵巢癌一级亲属，患病率为 4%；2 名或多名卵巢癌一级亲属，则患病率为 7%。不到 10% 的卵巢癌患者可发现 *BRCA*1 和 *BRCA*2 基因的胚胎突变或错配修复基因的林奇综合征。

卵巢癌可通过局部直接蔓延至盆腔脏器，通过体腔上皮转移到盆腔、腹膜、腹腔脏器表面、大网膜，通过膈膜转移至胸腔和横膈。盆腔淋巴结及主动脉旁淋巴结浸润也很常见，血行转移至肝、肺或远处转移的情况主要发生在晚期卵巢癌患者中。

卵巢癌在早期是一种隐匿性疾病，晚期卵巢癌患者可表现为腹部肿胀、早期饱腹感、食欲减退、消瘦、便秘、尿频、下肢水肿或呼吸困难等症状。一些患者感觉腹部有包块，体格检查发现盆腹腔包块、腹水和（或）胸腔积液。

卵巢癌研究的目的是：①确认卵巢肿瘤的来源；②评估恶性肿瘤的风险；③评估疾病的程度。超声检查对于确定包块是否位于卵巢是敏感的，对于适宜的患者进行内镜检查可以排除胃肠道癌症，乳腺 X 线检查可以检测出乳腺恶性肿瘤。国际卵巢肿瘤分析（IOTA）小组已经建立了良性和恶性肿瘤的超声检查原则，灵敏度可达到 95%，特异度可达到 91%。IOTA 关于恶性肿瘤的 "M" 规则包括以下几方面：

- 不规则实体肿瘤，具有 4 个或更多乳头状结构。
- 直径为 10cm 或更大的不规则多房肿瘤结节。
- 肿瘤血运丰富。
- 伴腹水。

血清 CA12-5 水平在 80% 的上皮性卵巢癌中普遍较高，但其灵敏度和特异度较低。自 1990 年开始，我们可通过结合超声检查结果、血清 CA12-5 水平和绝经期状态计算恶性肿瘤风险指数（RMI）。

$$RMI=U \times M \times CA12-5$$

其中"U"代表超声检查评分。以下每项特征均为 1 分：多房、有实性成分、转移性肿瘤、腹水和双侧病变。U=0（超声检查评分为 0 分），U=1（超声检查评分为 1 分），U=3（超声检查评分为 2~5 分）。"M"代表绝经期状态（绝经前评分为 1 分，绝经后评分为 3 分）。血清"CA12-5"表示单位为"U/mL"的绝对测量值。

包含 36 项研究的系统综述显示，RMI 评分为 200 分时，用于检测卵巢恶性肿瘤的灵敏度为 78%[95% CI（71%，85%）]，特异度为 87%[95% CI（83%，91%）]。这种评估有助于辨别卵巢包块中有高度恶性风险的患者，以及最好由妇科肿瘤医生评估的患者。

年轻女性卵巢肿瘤可能起源于生殖细胞，血清肿瘤标志物的评估应该包括 β-hCG、甲胎蛋白和乳酸脱氢酶。

胸腹部和骨盆的 CT 检查可以全面评估这些区域肿瘤的侵犯程度。MRI 能够显示的组织类型有出血、脂肪、黏蛋白和浆液，在识别肿瘤良恶性方面具有优势。

恶性肿瘤的诊断可以通过从胸腔积液或腹水中吸取样本进行细胞学检查或细针抽吸活检来确认。通过这种方法诊断的患者中，大约有 10% 在之后的剖腹术中被证明诊断错误。这些技术在卵巢癌的决定性治疗中也造成了明显的延迟，因此不建议将其作为常规检查。如果因为剖腹术有不能接受的风险，上述方法可用于健康状况不佳的女性。

剖腹术是原发性上皮性卵巢癌外科手术的标准方式。其步骤包括抽吸腹水或获得腹腔冲洗液进行细胞学检查，仔细检肿瘤外观、盆腔状况、腹腔脏器、横膈和腹膜后盆腔及腹主动脉旁情况，以获得有代表性的活检点。肿瘤细胞减灭术的目的是尽量减少肿瘤细胞。全子宫切除术＋双侧附件切除术＋大网膜切除术＋腹膜后淋巴细胞清扫术＋内脏切除术（必要时），预后最好。最大残余灶直径小于 1cm 是肿瘤细胞减灭术的理想结果。

腹腔镜手术仅用于疾病诊断，也可用于治疗ⅠA 期卵巢癌。对于ⅠA 期的年轻女性和生殖细胞肿瘤患者来说，保留生育功能的手术是在分期手术后保留对侧卵巢和子宫。

在不适合手术和肿瘤扩散的患者中，进行理想的肿瘤细胞减灭术是不可能的，推荐新辅助化疗，并在化疗 3 个周期后进行肿瘤细胞减灭手术，这种方法提高了后续手术的可能性，也降低了围手术期的发病率。

除了 FIGO 分期中ⅠA1 期的患者，所有卵巢癌患者都应接受 6 个周期的紫杉醇卡铂联合化疗。

原发性卵巢癌采用 FIGO 进行分期。1 期指的是病变局限于单侧或双侧卵巢。2 期指的是肿瘤扩散，但局限于真骨盆。3 期指的是肿瘤扩散至腹腔或腹膜后淋巴结。4 期指的是远处转移或者肝脾的实质转移。

卵巢癌的预后与疾病分期、肿瘤细胞减灭术的程度及对化疗的反应有关。Ⅰ期 5 年生存率为 90%，Ⅱ期 5 年生存率为 70%，Ⅲ期 5 年生存率为 50%，Ⅳ期 5 年生存率为 10%，5 年总生存率为 45%。卵巢癌是所有妇科癌症中死亡的首要原因。卵巢交界性肿瘤 10 年死亡率不足 5%，生殖细胞肿瘤是可治愈的癌症。

不推荐进行卵巢癌的常规普查，原因有 3 个：①该疾病患病率低；②在癌前阶段缺乏干预其发展为癌症的措施；③缺乏可靠的特异性筛查试验。高危人群每年进行阴道超声检查，绝经后女性进行血清 CA12-5 检查可筛查出早期卵巢癌。

腹部膨隆的病例图示

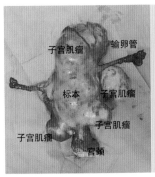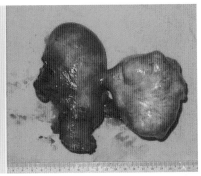

▶ 患者为腹部膨隆。图示子宫全切除的标本。左图为多发性子宫肌瘤，右图为临床检查中发现的一个较大带蒂子宫肌瘤。

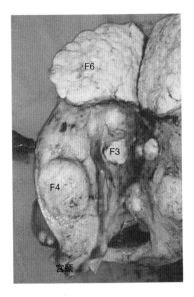

▶ 图示子宫切除后的切面标本。标本中有多个子宫肌瘤。绿色箭头表示子宫腔。F3 和 F4 是 FIGO 3 型和 4 型肌壁间肌瘤，F6 是 FIGO 6 型浆膜下子宫肌瘤。F6 还展示了肌瘤典型的白色致密性和旋涡状结构。

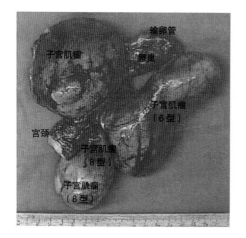

▶ 图示一个全子宫切除标本。宫体和宫颈多发肌瘤（FIGO 8型）和浆膜下肌瘤，向肌层扩展＜50%（FIGO 6型）。

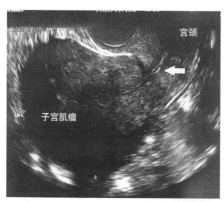

▶ 这张子宫纵轴面超声图像显示子宫底部有一个大肌瘤，可以看到超声检查下典型的低回声特征。白色箭头指向子宫腔。

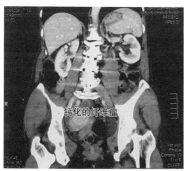
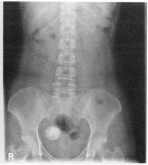

▶ 左图是 CT 冠状面，右图是腹部 X 线片。不透明病变是钙化的纤维瘤。

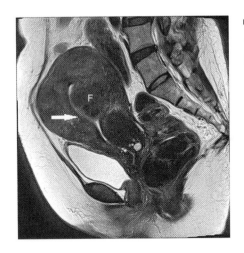

▸ MRI 图中（T2 信号）显示了一个肌瘤（F）延伸入子宫腔（白色箭头）。

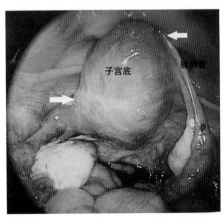

子宫底　　输卵管

▸ 腹腔镜图片示增大的子宫。子宫底被抬高显示出子宫水平的不对称性，两侧输卵管连接处（白色箭头）有一个大的浆膜下肌瘤。

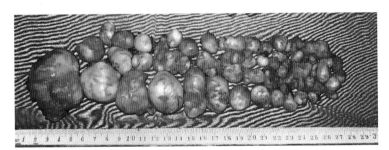

▸ 图示一名有生育计划的年轻女性切除了 51 个子宫肌瘤。

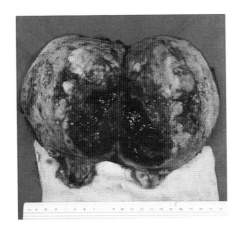

▶ 患者为 55 岁绝经后女性，抱怨下腹部隐隐作痛，被发现子宫增大到孕 12 周大小，子宫软。超声检查显示了一个巨大的肌壁间肌瘤，有囊性暗区。鉴别诊断包括退化性纤维瘤和平滑肌肉瘤。全子宫切除的切面标本显示子宫肌层有一个巨大的出血性坏死肿瘤。组织学证实为高级别平滑肌肉瘤。

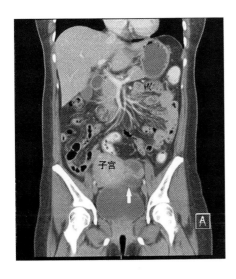

▶ CT 扫描图像显示了一个囊性变的肌瘤（白色箭头）。

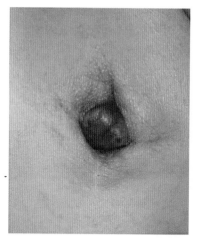

▶ 40 岁女性患者，主诉腹部有一个包块。包块质软，月经期间疼痛加重，同时伴有严重痛经。包块位于脐中，是子宫内膜异位结节。

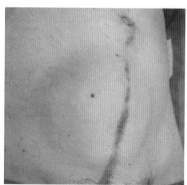

▶ 这名女性主诉腹部膨隆，是上次剖腹术中线切口的巨大腹壁疝。

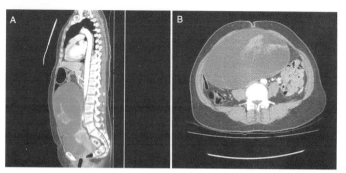

▶ CT 图片显示了一个巨大的卵巢肿瘤。这个复杂的肿瘤具有多房和实性特征，组织病理学为黏液性卵巢癌。

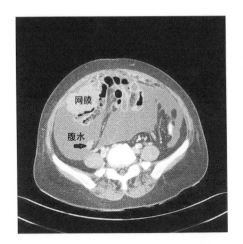

▶ 患者因腹水而感腹胀。CT 图示晚期卵巢癌的严重腹水、网膜结节和腹膜肿瘤（黑色箭头）。

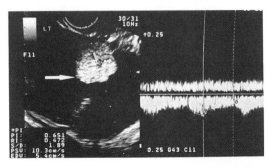

▶ 超声图示卵巢肿瘤（箭头），多普勒显示血供增加。

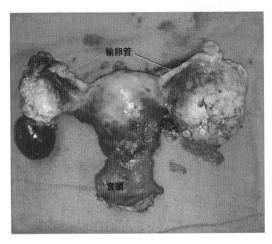

▶ 图示全子宫切除术和双侧附件切除术的手术标本。卵巢肿瘤可通过卵巢包膜内肿瘤性赘生组织来识别。

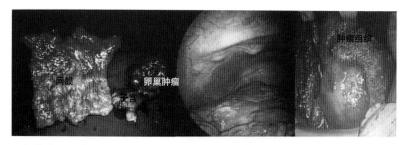

网膜　卵巢肿瘤　子宫　肿瘤组织

▶ 卵巢癌剖腹术不同阶段图片，包括全子宫切除术、双侧附件切除术、大网膜切除术（左图）、肠和其他腹腔脏器切除术（中图显示肝转移，用黑色空心箭头表示），以及腹膜后淋巴结切除术（未在这组图片中显示）。

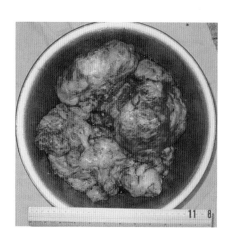

▶ 20 岁女性患者，有一个巨大的右侧卵巢未成熟畸胎瘤，填满了直径约 30cm 的整个盆腔。患者接受了右侧附件切除术及化疗，并在之后 5 年的随访中没有再发病，也恢复了正常月经。

（王聪　译）

病例 20
宫颈筛查

一名 30 岁的女性要求进行宫颈癌筛查。

- 宫颈癌筛查的目的是什么？
- 有效筛查手段有哪些？
- 如何处理异常筛查结果？
- 宫颈癌的主要预防方法有哪些？

宫颈癌筛查的目的是什么？

宫颈癌筛查是医学史上首次建立的针对癌症的人群筛查。宫颈癌很常见，发病率和死亡率均较高。早期浸润性宫颈癌有一段相对较长的无症状期，此时可以进行治疗。更重要的是，鳞状细胞癌是最常见的宫颈癌类型，在形成之前有长达 10 年的宫颈上皮内瘤变时期，对宫颈上皮内瘤变进行治疗可有效地防止患者发展为浸润性宫颈癌。由于肿瘤的生物学特征，对于浸润前期和浸润期肿瘤有灵敏度和特异度均较好的诊断手段，使宫颈癌的筛查成为可能。所以宫颈癌筛查的目的是：①检测出早期宫颈癌，以便早期进行治疗，降低发病率和死亡率，提高这些女性的生活质量；②检测出高级别宫颈上皮内瘤变，进行恰当治疗，防止发展为浸润性宫颈癌。

有效筛查手段有哪些？

1. 宫颈细胞学检查

宫颈脱落细胞学研究始于 100 年前，George Papanicolaou 博士于 1923 年发表了细胞学在宫颈癌检测中的应用。"巴氏涂片"的名称随后被添加到检测中。传统的细胞学检查包括将宫颈涂擦样本直接涂在显微镜载玻片上进行染色和显微镜下检查。液基细胞学包括将样品细胞洗涤到细胞保存溶液中，样品被处理，细胞被制成单层，用于染色和显微镜检查。

过去 50 年，宫颈癌大规模筛查经验表明，细胞学方法检测宫颈上皮内瘤变Ⅲ级的灵敏度和特异度分别为 70% 和 90%。每 3 年进行 1 次定期筛查可以提高筛查的灵敏度。由于宫颈癌好发人群是 35~55 岁的女性，而且宫颈上皮内瘤变发展为浸润癌需要 10 年，所以这个年龄段的女性是筛查的主要目标。全球范围内的宫颈癌筛查项目随着女性进入和退出该项目的年龄而变化。在新加坡，国家筛查项目主要针对 25~69 岁有过性行为的女性，每 3 年进行 1 次筛查。定期筛查可以使宫颈癌的发病率和死亡率降低 80% 以上，当 80% 或更多的目标女性参与筛查时，这一目标就实现了。

2. 人乳头状瘤病毒（HPV）DNA 检测

在女性肛门生殖道中发现的 40 种 HPV 亚型中，有 13 种是致癌的，它们被称为高危型 HPV。HPV 感染是宫颈癌和宫颈上皮内瘤变发生的必要因素。可采用聚合酶链反应技术检测宫颈组织中的 HPV DNA。成人性活跃期女性中高危型 HPV 感染率约为 10%。为了筛查宫颈癌和宫颈上皮内瘤变Ⅲ级，HPV DNA 检测必须进行调整以反映疾病的存在，而不仅是 HPV 的存在。

目前，唯一被批准用于 HPV DNA 初级筛查的是 Cobas 4800 系统（Roche Company，USA）。

在一轮筛查中，HPV DNA 检测技术检测宫颈上皮内瘤变Ⅲ级的检出率比单独细胞学检测高出 30%。这些早期宫颈上皮内瘤变Ⅲ级病例的发现，防止了其在后续筛查间隔期间发展为浸润性癌。这一优势让一些筛查项目以 HPV DNA 检测代替细胞学作为初筛方法。

HPV 检测呈阴性的女性在接下来的 10 年中患宫颈癌的风险极低。这项测试的高阴性预测值允许女性将筛查间隔从 3 年延长至 5 年甚至 7 年，并在 55~60 岁时提前退出筛查。

3.醋酸白试验肉眼观察（VIA）

虽然通过肉眼观察可以识别宫颈肿瘤，但是宫颈上皮内瘤变Ⅲ级却不能够肉眼识别。然而，所有肿瘤和各级别宫颈上皮内瘤变在将 5% 的醋酸涂抹到宫颈后，外观均会变白。这已被低收入国家用作宫颈癌和宫颈上皮内瘤变Ⅲ级的筛查试验。

醋酸白试验检测出宫颈癌和宫颈上皮内瘤变Ⅲ级的灵敏度和特异度均为 80% 左右。相对较低的特异度导致许多女性被过度治疗，而醋酸白试验筛查宫颈癌的最佳间隔仍不明确。

如何处理异常筛查结果？

异常筛查结果的管理取决于所用检测方法的类型。

1.细胞学方法

根据 Bethesda 系统细胞学评估和结果分两级报告。基于样本细胞的充分性及宫颈管细胞和鳞状化生细胞的存在，可将细胞学评估结果分为两类：满意和不满意。当细胞学样本不满意时应该重新取样。

（1）满意的细胞学样本结果

• 无上皮内病变或恶性肿瘤（NILM），表明宫颈正常。

• 低级别鳞状上皮内病变（LSIL）表明存在异常鳞状细胞，范围从 HPV 感染细胞病变（挖空细胞）发展为上皮内瘤变Ⅰ级。

• 高级别鳞状上皮内病变（HSIL）表明检测到严重的鳞状细胞异常从宫颈上皮内瘤变Ⅱ级和Ⅲ级发展为浸润性癌。

• 存在恶性细胞表明检测到癌细胞。如有可能，应注明细胞类型是鳞状细胞还是腺细胞。

• 未明确诊断的不典型鳞状细胞（ASCUS），包括所有异常鳞状上皮细胞，这些异常细胞不能归入上述任何类别。如果怀疑有高级别病变，将被归入非典型鳞状细胞不排除高度鳞状上皮内病变（ASC-H）或 ASCUS，倾向于高级别病变。

• 原位腺癌是腺细胞存在肿瘤腺体异常特征，但并非明确的腺癌。

（2）细胞学结果异常的处理

• 存在恶性细胞。患者应被转到妇科肿瘤科室立即进行检查。如果肉眼可见肿瘤，应活检进行组织病理学评估和诊断。如果临床检查中没有发现明显的肿瘤，应用阴道镜进行宫颈检查，从可疑肿瘤区域进行诊断性活检。如果阴道镜检查不确定是否存在肿瘤，应进行诊断性宫颈锥切术，以获得准确可靠的诊断。

• HSIL。患者应在 4 周内进行阴道镜下宫颈检查。从异常上皮病变中取活检组织进行组织学诊断。可采用宫颈局部消融手术或切除手术 [宫颈环形电切除手术，如宫颈环形电切除术（LEEP）或冷刀锥切] 进行治疗。

• LSIL 。这类发展为宫颈癌的风险非常低，细胞学异常主要是 HPV 引起的,自然消退的概率很高(>70%)。该类型患者可以在 6 个月内进行重复细胞学检查,并根据第 2 次细胞学检查结果处理。

• ASCUS。定义为 ASC-H 的女性应行阴道镜检查进行进一步评估。另一部分 ASCUS 女性应该进行高危型 HPV DNA 检测。对于检测结果阳性的女性,应接受阴道镜检查。检测结果阴性的女性可以在 12 个月内进行重复细胞学检查。

2. 人类乳头瘤病毒 DNA 检测

在 13 种 HPV 亚型中,HPV-16 导致了 50% 的宫颈上皮内瘤变和 40%~50% 的浸润癌。HPV-16 及 HPV-18 导致了 70% 的宫颈癌。在 HPV-16 阳性而细胞学正常的女性中,有 10% 被发现有宫颈上皮内瘤变Ⅲ级。

Cobas 4800 系统中 HPV DNA 检测的管理如下:

• HPV-16 和(或)HPV-18 阳性。这些女性应在 4 周内进行阴道镜检查。

•其他高危型 HPV 阳性。应进行细胞学检查。如果细胞学检查异常,则行阴道镜检查评估。如果细胞学检查正常,宫颈上皮内瘤变Ⅲ级或宫颈癌的风险非常低,可在 12 个月内重复进行 HPV DNA 检测。

宫颈癌的主要预防方法有哪些?

宫颈上皮内瘤变Ⅲ级的筛查治疗可阻断进展为宫颈癌的途径,这被称为宫颈癌的二级预防。通过保护女性免受 HPV 感染来预防致癌过程被认为是宫颈癌的初级预防措施。

目前有 3 种 HPV 疫苗:

● Cervarix（希瑞适）疫苗：这是一种针对 HPV-16 和 HPV-18 的二价疫苗。疫苗制剂含有一种被称为 ASO4 的佐剂物质（一种由氢氧化铝和单磷酰脂质 A 组成的化合物），与单独使用氢氧化铝相比，该化合物能够刺激出更强、更广泛的针对疫苗抗原的免疫应答。因为 HPV-31 和 HPV-33 在遗传性上与 HPV-16 有关，而 HPV-45 与 HPV-18 有关，使疫苗对 HPV-31 和 HPV-33 有交叉保护作用。一项为期 4 年的 III 期临床试验显示，在 HPV 阴性的女性及 25 岁以下的年轻女性中，无论 HPV 类型如何，对宫颈上皮内瘤变 III 级抵抗力可达 93.4%。在所有试验者中，无论是否有 HPV 暴露史，疫苗抵抗力为 65%。接种疫苗的女性对这些 HPV 感染可形成长期保护，HPV-16 和 HPV-18 血清抗体水平可形成 10 年以上的免疫期。

希瑞适疫苗第 0 个月、第 1 个月和第 6 个月通过肌内注射给药，15 岁以下的少女只需要 2 剂，其中第 1 个月的第 2 剂被省略了。

● Gardasil®（加卫苗）疫苗：这是一种使用氢氧化铝作为佐剂化合物的 HPV-6、HPV-11、HPV-16、HPV-18 的四价疫苗。HPV-6 和 HPV-11 是非致癌的，但是几乎 90% 的生殖器疣都是由 HPV-6 和 HPV-11 引起的。该疫苗的免疫原性很好，但对其他致癌 HPV 交叉保护性很低。在 III 期临床试验中，在 HPV 阴性的女性及 26 岁以下的年轻女性中，无论 HPV 类型如何，对宫颈上皮内瘤变 III 级抵抗力为 43%。在所有试验者中，无论是否有 HPV 暴露史，疫苗抵抗力为 19%。

Gardasil® 疫苗与希瑞适疫苗给药方式相似，但其第 2 剂在第 2 个月给药。对于 14 岁以下的少女也推荐 2 次给药方案，因为这样省略了第 2 剂。

- Gardasil® 9 型疫苗：这是来自 Gardasil® 疫苗同一制造商的第二代 HPV 疫苗。与第一代 Gardasil® 疫苗相比，二代 HPV 疫苗对另外 5 种高危 HPV 亚型也有保护作用。它涵盖了 HPV-6、HPV-11、HPV-16、HPV-18、HPV-31、HPV-35、HPV-45、HPV-52 、HPV-58。对于 HPV 的保护范围涵盖了 90% 的宫颈癌中发现的 HPV 亚型。对疫苗免疫原性的研究表明，疫苗靶向 HPV 亚型的血清抗体水平优异，对宫颈上皮内瘤变Ⅲ级的抵抗力可达 100%。无论 HPV 类型如何，均没有关于宫颈上皮内瘤变Ⅲ级抵抗效力的信息。无论 HPV 类型如何，对于宫颈上皮内瘤变Ⅲ级的抵抗效力在 Gardasil® 第一代疫苗和第二代疫苗中也没有进行对比性研究。对于 Gardasil® 疫苗 9 型的推荐注册时间可遵循 Gardasil® 疫苗。

典型病例 ➤

宫颈癌

在全球范围内，宫颈癌在女性常见的癌症中排名第 4 位，每年新诊断病例超过 600 000 例。大约一半的宫颈癌患者死于该疾病。宫颈癌的发病率和死亡率因国家经济状况而异。由于缺乏筛查和治疗的资源，全球宫颈癌 80% 的发病和死亡都发生在发展中国家。在新加坡，过去 40 年宫颈癌的发病率和死亡率都有所下降，在女性最常见癌症中排名第 10 位，在女性死亡原因中排名第 8 位。被诊断为宫颈癌的女性平均年龄为 45 岁。

HPV 亚型 HPV-16、HPV-18、HPV-31、HPV-33、HPV-35、HPV-39、HPV-45、HPV-51、HPV-52、HPV-56、HPV-58、HPV-59、HPV-68 是高危型或致癌型 HPV，可引起 95%~99% 的宫颈癌。高危型 HPV 通过 E6 和 E7 病毒癌蛋白，

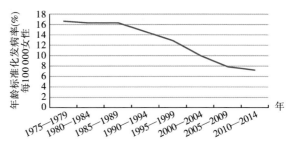

▶ 图示 1975—2014 年新加坡宫颈癌发病率的趋势。

在宫颈肿瘤转化中起着重要作用。因为 p53-E6 和 Rb-E7 复合物降解增加使细胞内 p53 和视网膜母细胞瘤（Rb）蛋白基因被耗尽。随着持续的病毒感染出现肿瘤转化。在绝大多数病例中，HPV 感染只是暂时现象，并未形成肿瘤。

宫颈癌其他独立危险因素包括青少年时期开始性交、多产次、慢性免疫抑制或免疫缺陷及吸烟。

原发性宫颈癌主要是鳞状细胞癌（75%）和腺癌（20%），腺鳞癌较少见（<5%），这些都是 HPV 相关性癌。与 HPV 感染无关的罕见宫颈肿瘤，包括肠道腺癌、黑色素瘤、腺肉瘤、横纹肌肉瘤和淋巴瘤。宫颈是继发性或转移性癌症的罕见部位，除了子宫内膜癌及更少见的转移性乳腺癌的直接蔓延。

宫颈癌是一种缓慢生长的肿瘤，肿瘤沿着与宫颈有相同胚胎学基础的宫旁组织和子宫骶韧带延伸。肿瘤也可以延伸至阴道，并超越阴道口。可侵及前方的膀胱和后方的直肠，形成膀胱阴道瘘和（或）直肠阴道瘘。在疾病早期阶段，可沿着骨盆血管和神经播散到淋巴系统中。还可通过血行转移至远处器官，如肺、肝或骨骼。

宫颈癌早期没有症状和体征，可在筛查中被发现。在疾病的后期，可能会有阴道分泌物增多、接触性出血、经间期出血或绝经后出血。在局部晚期病例中，可能有尿液或阴道分泌物自瘘管中排出。播散性病例可能会出现相关部位的症状，如咳嗽、骨痛、背痛和下肢水肿。偶有患者可能会因慢性肾衰竭、尿失禁或大便失禁而接受其他治疗。

FIGO 根据临床检查将宫颈癌分为 I ~ Ⅳ 期，包括双合诊检查宫颈、子宫及盆腔、乙状结肠镜、膀胱镜、静脉尿路造影和胸部 X 线检查：

- IA 期，宫颈无肉眼可见的肿瘤，浸润依据组织学检查确定，浸润深度不超过 5mm，宽度不超过 7mm。IB 期，镜下癌灶浸润范围超过 IA 期或肉眼可见癌灶局限于宫颈。

- ⅡA 期，癌灶自宫颈扩散至阴道上 1/2。ⅡB 期，癌灶扩散至宫旁，但未达到盆壁。

- ⅢA 期，癌灶扩散至阴道下 1/2。ⅢB 期，癌灶扩散至宫旁达到盆壁，或放射学检查证实输尿管积水和（或）肾积水。

- ⅣA 期，肿瘤侵及膀胱或直肠黏膜。ⅣB 期，肿瘤扩散或转移超过上述范围。

在高级医疗中心，利用骨盆的 MRI 成像可以极好地评估肿瘤局部侵犯范围，如累及淋巴结或泌尿道等。计算机断层扫描（CT）胸部及腹部也能很好地评估肿瘤的远处转移。另外，评估肿瘤远处转移也可以通过 FDG PET/CT 扫描，这是用 [18F]– 氟代脱氧葡萄糖（18F-FDG）行正电子发射断层摄影伴 CT 扫描技术。18F-FDG 扫描可显示葡萄糖摄取和糖酵解增加的癌细胞。

与宫颈癌相关的其他检查包括全血细胞计数以处理贫血和泌尿系梗阻导致的肾功能缺陷的处理。

宫颈癌的治疗应依据宫颈癌分期：

- ⅠA 期：若该期的年轻女性患者要求保留生育功能，可行宫颈锥切术进行治疗。对于已完成生育和无生育要求的患者，可行单纯子宫全切保留卵巢。对于不适合手术或不愿手术者，可选择化疗。

- ⅠB 期和ⅡA 期：标准手术是根治性子宫切除术，切除宫旁组织、子宫骶韧带及盆腔淋巴切除术。对于需要保留生育功能的女性，可选择根治性宫颈切除术和盆腔淋巴结切除术。根治性宫颈切除术包括在宫颈内口水平切除宫颈，切除宫旁韧带和子宫骶韧带，就像根治性子宫切除术一样。对于不适合手术或拒绝手术者，可采用放化疗，这与手术具有相同的效果。

- ⅡB 期及以后：手术治疗不充分时，可采用放化疗。

早期宫颈癌预后良好。ⅠA 期的 5 年生存率为 100%，ⅠB 期为 85%，ⅡA 期为 70%，ⅡB 期为 60%，ⅢA/ⅢB 期为 50%，ⅣA 期为 30%，ⅣB 期为 10%。

宫颈癌死亡最常见的原因是肾衰竭。

宫颈上皮内瘤变（CIN）

发展成为宫颈癌之前有 10 年的癌前病变阶段。癌前病变是指肿瘤细胞局限于宫颈上皮而未突破基底膜。这些细胞具有肿瘤特征：核质比增加，核大深染，异常核分裂象增加，细胞质减少。从上皮基底层到表层的上皮细胞成熟的过程不完整或在原位癌中完全缺失。自 1974 年开始使用 "cervical intraepithelial neoplasia" 或 "CIN" 的术语。

根据累及上皮的程度，CIN 按严重程度分为 CIN1、CIN2、CIN3。CIN1 是指异常上皮细胞局限于上皮基底 1/3；CIN2 是指异常上皮细胞超过上皮下 1/3，但未达上皮 2/3；CIN3 是指异常上皮细胞累及超过上皮下 2/3。CIN3 的这个定义包含了原位癌的旧术语，原位癌指的是肿瘤细胞累及上皮全层。

CIN 与宫颈浸润性鳞状细胞癌具有相同的流行病学和 HPV 病因学特征，但在 CIN 中发现的 HPV 亚型比鳞状细胞癌中发现的 HPV 亚型更具多样性。低危型 HPV，如 HPV-6，可引起 CIN1 的细胞病变及 CIN2 的细胞病变（较少见）。

CIN 的自然转归明确。CIN1 与 HPV 感染所引起的细胞病变效应是无法辨别的，恶变潜能低。70% 以上的 CIN1 年轻女性患者（<35 岁）会自然消退。50% 的 CIN2 和不到 25% 的 CIN3 可自然消退。而 CIN3 在 25 年内发展为浸润癌的风险超过 50%。

CIN 没有任何特定的症状和体征。肉眼观察及触诊检查，宫颈均是正常的。筛查时的异常表现要怀疑有 CIN 的存在。

除了细胞肿瘤性变化和细胞质中糖原含量的减少，CIN 在显微镜下也显示出了组织结构的变化，特别是新生血管的增加。这些特性可在放大时或阴道镜检查中被识别出上皮内瘤变。

阴道镜经阴道检查宫颈时，用双目显微镜在放大倍数为 3.75 倍、7.5 倍和 15 倍的情况下，在强电照明下对宫颈进行检查。一旦宫颈用 5% 的醋酸浸润，肿瘤上皮可显示出以下特点：

● 醋酸白。这是一种上皮短暂不透明现象。

● 镶嵌。这是一种上皮鹅卵石外观，类似墙壁或地板图案，为水平运行的毛细血管在不透明背景上的现象。

● 点状。这是不透明上皮上散布的小红点。红点是垂直运行的毛细血管末端的外观。

● 不典型血管。偶尔出现的不规则新生血管。

CIN 的严重程度会随着不透明现象、镶嵌、点状和不典型血管这些特征而增加。

细胞糖原含量的减少使雌激素化（绝经前期）宫颈上皮中的 CIN 在宫颈涂碘后出现暗褐色染色的情况缺失。

阴道镜检查的目的如下：

- CIN 的识别和定位。
- 通过阴道镜检查评估 CIN 的严重程度。
- 最严重区域的活检用于 CIN 的组织学诊断。
- CIN 辅助治疗手段。

宫颈上皮内瘤变的治疗是通过手术切除受影响的转化区。多种方法均有效，常见方法有以下几种：

- 宫颈环形电切除术（LEEP）。安装在手持件上的金属线环用外科电装置加热，用于切除目标组织。不同直径的金属环可适应于切除不同大小的组织，是一种规范操作，可在宫颈局部麻醉下完成。切除的组织进行组织病理学检查，以确定 CIN 的诊断和病变切除的完整性。

- 宫颈锥切或锥切活检。在这个过程中，转化区的完全切除基于宫颈基底的宽度，沿四周切除，向宫颈内口汇聚。切除的组织呈圆锥形。这种手术可在局部麻醉或全身麻醉下用冷刀进行，也可在宫颈旁局部麻醉下用 CO_2 激光进行。锥切通常用于 CIN3 且病变延伸入宫颈管内，或者阴道镜检查怀疑早期浸润癌。需要确保准确的组织病理学诊断和完整的病灶切除。

- 转化区的 CO_2 激光汽化。这是在宫旁麻醉下进行的常规操作。不能获得可用于 CIN 的组织病理学及其完整切除性的诊断。

- 冷冻疗法。通过涂抹器将液氮应用于宫颈的转化区。冷冻过程可致目标组织的破坏。花费少，不需要麻醉。不能获得组织以确认 CIN 的组织学诊断或切除完整性的诊断。

原位腺癌（AIS）

这是一种起源于宫颈腺上皮的原位癌，与 HPV 相关，在 50% 的病例中与 CIN 共存，是宫颈腺癌的前期病变。与通常表现为表面病变的 CIN 不同，AIS 涉及的腺体深入宫颈间质，在某些情况下，延伸至接近宫腔下段。

AIS 没有任何特异性的症状和体征。通常在筛查时怀疑 AIS 或 CIN 切除时意外诊断 AIS。

希望保留生育功能的女性可采用宫颈锥切治疗 AIS，其他情况下行子宫切除术。采用 CO_2 激光汽化或冷冻疗法进行局部消融是不合适的，因为不能保证完全根除病变。对于不需要保留生育功能的女性，单纯子宫切除术是 AIS 的标准治疗方式。

宫颈癌和癌前病变的病例图示

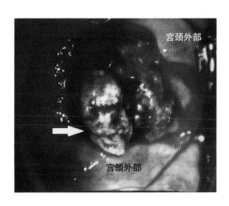

▶ 图示宫颈外部的糟碎肿瘤（白色箭头）。

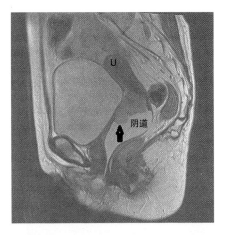

▶ MRI 矢状切面图显示一个宫颈肿瘤延伸至阴道前壁上部（黑色箭头）。阴道内充满凝胶以利于显示解剖结构。子宫由"U"表示。这名 45 岁的患者被诊断为宫颈癌 ⅡA 期。

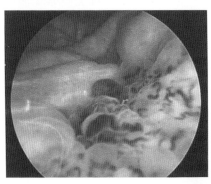

▶ 作为宫颈癌手术分期的一部分，这名女性接受了膀胱镜检查。图示膀胱黏膜肿瘤浸润，在活检组织学中得到证实。

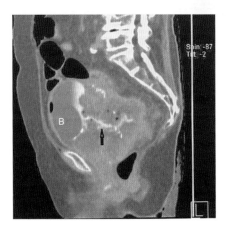

▶ CT 扫描图示造影前一名局部晚期宫颈癌的女性膀胱（B）和子宫之间的瘘（黑色箭头）。

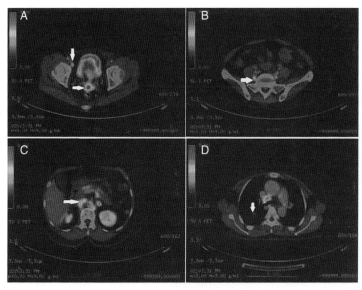

▶ 原发宫颈癌患者接受了 PET/CT 扫描，图示 FDG 在宫颈原发肿瘤（A）、髂总淋巴结（B）和腹主动脉旁淋巴结（C）和肺（D）中聚集。

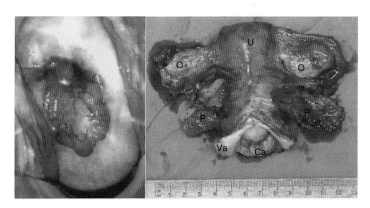

▶ 50 岁的女性，患有 ⅠB 期宫颈癌（左图），并进行了根治性子宫切除术（右图）。U：子宫；O：卵巢；Ca：宫颈肿瘤；Va：阴道；P：宫旁组织。

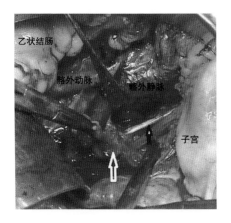

▶ 图示宫颈癌根治性子宫切除术中盆腔淋巴结清扫过程中显露的腹膜后结构。黑色箭头指向闭孔神经,白色箭头指向闭孔淋巴结。

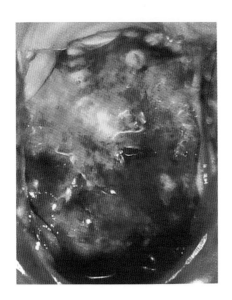

▶ 42 岁女性,主诉阴道分泌物过多 3 个月。她在过去 12 年里,多次进行细胞学筛查均是阴性。最近一次筛查是在本次主诉前 10 个月。检查时,发现一个巨大的外生肿瘤取代了整个宫颈,肿瘤形态不规则,有一些小的色素区,这是宫颈原发黑色素瘤,是一种非常罕见的宫颈原发性肿瘤。

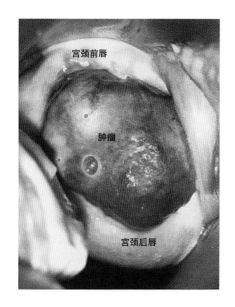

宫颈前唇

肿瘤

宫颈后唇

▶ 40岁女性，主诉持续阴道出血。12个月前，宫颈筛查未见上皮内瘤变和恶性肿瘤。患者有一个巨大的肿瘤突出于宫颈口，宫颈前唇和后唇作为包绕肿瘤组织的坚固边缘。切除活检证实该肿瘤是平滑肌瘤。

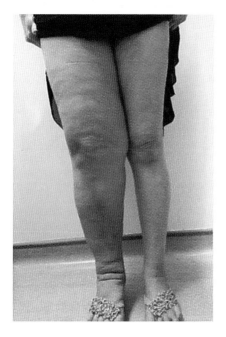

▶ 图示一名女性在10年前接受根治性子宫切除术和双侧盆腔淋巴结切除术后患有慢性右下肢淋巴水肿。

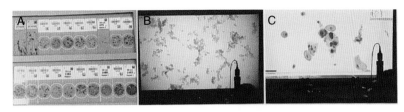

▶ 图示细胞学筛查实验。A. 液基细胞学单层制剂图。B，C. 细胞在显微镜低倍镜和高倍镜中的图像。

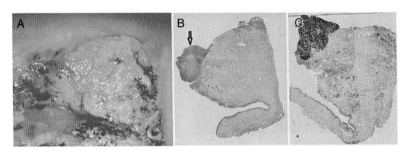

▶ 43 岁女性，宫颈筛查提示 HSIL。阴道镜检查时，宫颈有一个不规则隆起的病变（A）。通过常规苏木精、伊红染色（B）和 p16 免疫组化染色（C）组织学证实。

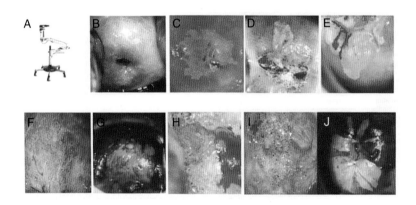

▶ 这些阴道镜下图片显示 CIN 的特征。醋酸白、镶嵌、点状和不典型血管。A. 双目阴道镜。B，C. 宫颈 HPV 感染。D. CIN1。E. CIN2。F，G. CIN3。H，I. 微小浸润癌。J. 碘染色显示 HPV 感染。

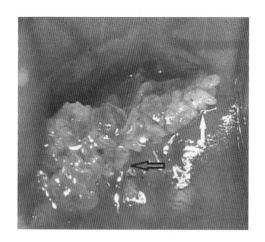

▶ 患有 LISL 的年轻女性，阴道镜检查发现宫颈尖锐湿疣（黑色空心箭头）和一小块由 CIN1 形成的醋酸白（白色实心箭头）。HPV-6 型是尖锐湿疣最常见的病因。它也可以导致 CIN1 和一些 CIN2。

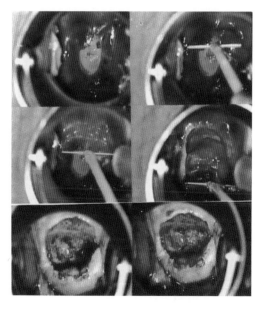

▶ 图示用环形电切环切除 CIN 的过程（LEEP）。宫颈的整个转化区被切除。该装置结合了切割和凝固的功能，以便减少手术过程中的出血。

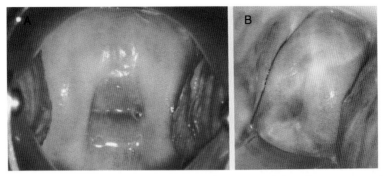

▶ 图示 LEEP 术后的宫颈。A. 可见到宫颈外口松弛的手术治愈面。B. 这名绝经后女性的宫颈变得狭窄。

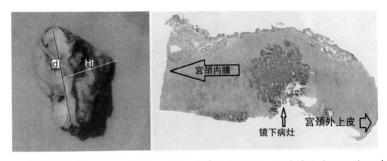

▶ 45 岁女性患者 HPV-16 阳性，但细胞学检查阴性。阴道镜检查显示宫颈有病变，但不能完全看到病变，因此被称为不满意图像。患者进行了宫颈锥切 [左图：根据可疑病灶的位置及大小制定锥切的长度（Ht），以及锥切的宽度（d）]。此病例的病理学诊断发现宫颈内微小浸润癌（右图）。

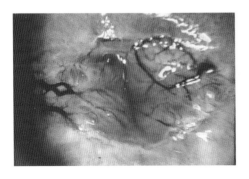

▶ 老年女性患者检查阴道分泌物。液基细胞学检查未见宫颈上皮内瘤变和恶性肿瘤，但宫颈上有突出的血管。这种情况对于绝经后所致的宫颈上皮变薄而言是正常的。

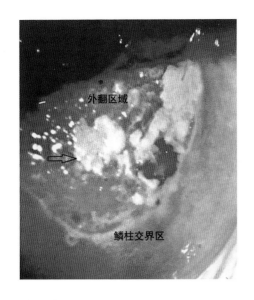

外翻区域

鳞柱交界区

▶ 48 岁患者，没有任何症状。液基细胞学提示 AIS。阴道镜检查发现宫颈外翻区域可见较厚的隆起的醋酸白变化（空心箭头）。这个病灶最终得到证实。

（王聪　译）

217

病例 21
生育能力低下

一名 32 岁的女性备孕 12 个月后仍未怀孕。

- 备孕多久后失败可被认为是临床疾病？
- 引起女性生育能力低下的常见原因有哪些？
- 导致不孕的男方因素有哪些？
- 目前有哪些辅助生殖技术？

备孕多久后失败可被认为是临床疾病？

生育属于个人行为。一些夫妻希望当他们备孕时立刻就能怀孕，而另一些夫妻则希望怀孕顺其自然。他们可以根据自己的目标寻求医学专业意见和帮助。

从生理学上讲，女性在每个月经周期排卵前后性交怀孕的概率为 20%，6 个月累积怀孕率为 66%，12 个月为 85%。怀孕概率随着不孕时间的延长而降低。临床医生习惯将经过 12 个月的积极备孕后仍未怀孕者认为是临床疾病，需要检查以明确。但对年龄较大的女性而言，12 个月的备孕时间过于随意，应尽早进行检查，因为生育率会随年龄增长自然下降，她们更可能需要人工辅助生育。

引起女性生育能力低下的常见原因有哪些？

怀孕所涉及的女性生殖生理学过程包括：①排卵；②将卵子输送到输卵管壶腹部进行受精；③将受精卵运送到宫腔；④胚胎种植在子宫内膜。

生育能力低下患者中独立女性因素占 35%，女性和男性综合因素占 20%。已知的女性因素，在具体病例中可能单独或合并存在，包括以下几方面：

1. 宫颈因素

- 宫颈狭窄：手术史、感染或放射造成瘢痕。
- 异常宫颈黏液与精子相互作用：宫颈黏液质及量的改变。

2. 子宫因素

- 先天发育异常：米勒管发育不全。
- 子宫腔粘连综合征。
- 子宫肌瘤：黏膜下或宫腔内。
- 子宫腺肌病。

3. 卵巢因素：无排卵

- 多囊卵巢综合征。
- 高催乳素血症。
- 甲状腺功能障碍。
- 卵巢早衰。
- 性染色体异常。
- 体重改变相关性下丘脑—垂体轴功能障碍。

4. 输卵管因素

- 输卵管阻塞：输卵管积水、输卵管炎、输卵管结扎术、术后。
- 输卵管切除术。

5. 腹膜因素

● 粘连（术后、感染、子宫内膜异位症）。

6. 高龄

35 岁后不孕概率开始上升，40 岁后达 33%，45 岁后达 87%。

与不孕相关的男性因素有哪些？

独立男性因素占生育能力低下病例的 35%，最常见的原因（90%）是精子数量少，质量差，或者两者都存在。男性生殖过程包括精子的形成和运输。精子形成的异常可能源于睾丸前或睾丸，而精子运输问题源于睾丸后。

1. 睾丸前因素或下丘脑—垂体轴异常

● 高催乳素血症。

● 低促性腺激素所致的性腺功能减退（特发性、劳 – 穆比综合征、普拉德 – 威利综合征）。

● 中枢神经系统肿瘤、颞叶癫痫。

● 黄体生成素（LH）不足。

● 卵泡刺激素（FSH）不足。

2. 睾丸因素：原发性睾丸障碍可能是染色体或非染色体异常所致

● 染色体异常：Y 染色体微缺失（无精症或严重少精子症）；克兰费尔特综合征，47XXY（无精子症）；XYY 男性；努南综合征（46，XY）；混合性腺发育不良（45，X/46，XY）。

● 非染色体异常：先天性，性腺毒性药物，辐射，睾丸炎，创伤，扭转。

3. 睾丸后因素

• 先天性导管异常：输精管缺失，产前母体暴露于己烯雌酚导致导管阻塞，囊性纤维化。

• 获得性导管梗阻：感染（衣原体病、淋病和结核病），手术（输精管切除术、鞘膜积液和精液囊肿切除术），输精管阻塞（囊肿、导管钙化和结石、感染后和术后），射精或逆行射精。

目前有哪些辅助生殖技术？

治疗生育能力低下的目的是为了实现夫妻怀孕的目标。确切的治疗方法基于生育能力下降的病因，很多夫妻需要辅助生殖技术（ART）的帮助。ART 是各种技术的总称，其中卵子和精子在体外进行处理。最成熟和最广泛的 ART 包括以下 3 种：

1. 宫内授精（IUI）

IUI 是将精子直接放入子宫。经实验室处理后，使有活力的精子数为 100 万或以上，通过经宫颈插管注射入宫腔。授精的时间是即将排卵前，不超过排卵后 10h。据报道，单用人工授精每周期的妊娠率为 4%，如果结合促排卵技术，妊娠率为 8%~17%。6 个周期的 IUI、3 个周期单胚胎移植的体外受精（IVF）和 6 个周期的改良自然周期 IVF，其累积妊娠率相似。

IUI 是对不明原因的生育能力低下、宫颈黏液对抗精子、轻度子宫内膜异位症、精子质量良好的男性因素，以及性功能障碍（如患有阴道病和勃起功能障碍等）的夫妻的首选治疗方法。

2. 体外受精（IVF）

注射用促性腺激素过度刺激卵巢后，从卵巢中取出卵母细胞，在实验室培养 3~6h，然后每个卵母细胞与大约 100 000 个活动精子放到培养基中进行 IVF。48h 后，通常可达到 3~8 个细胞阶段，1 个或 2 个胚胎经宫颈插管转移到宫腔内，怀孕率为 10%~45%。

自 1978 年以来，IVF 成为一种安全和成熟的辅助生殖技术。但它可导致 5% 的卵巢过度刺激综合征。多胎妊娠概率约为 5%。出生缺陷风险轻微升高，最显著的是可引起大约 0.3%~1.5% 的男性新生儿尿道下裂。

3. 卵细胞质内单精子注射（ICSI）

与 IVF 的自发受精不同，ICSI 指的是在显微镜下将精子直接注射到卵母细胞中。通过射精或睾丸手术将精子取出，评估其运动性、形态和 DNA 质量。用微量吸管提取最佳的精子，小心地注入卵母细胞的细胞质中，卵母细胞已经用透明质酸酶处理过，去除了卵丘和放射冠。孵育 48h 后，将胚胎移入女性子宫。

无论是新鲜精子还是冷冻精子，受精率和妊娠率分别约为 60% 和 35%。适用于精子缺乏症患者，包括直接从附睾或睾丸中提取的精子。该方法也适用于未用其他治疗方法受孕的患者。

典型病例 ➤

盆腔炎（PID）

PID 是指上生殖道感染，即子宫内膜炎、输卵管炎、卵巢炎和盆腔腹膜炎。PID 的确切发病率尚不清楚，但在美国，每年大约有 150 000 人因 PID 入院。

除了血源性细菌传播和盆腔手术后的感染，如放置宫内节育器（IUD）、刮宫、腹腔镜和剖腹手术，大多数 PID 都是由阴道炎症上行感染引起，通常与性传播有关。

PID 最常见的原因是沙眼衣原体或淋病奈瑟球菌的性传播疾病。感染之后可能伴随阴道加德纳菌、流感嗜血杆菌、解脲支原体和厌氧菌（如消化球菌和拟杆菌）的多重微生物感染。

PID 相关的性传播疾病风险因素包括：

- 年轻女性，尤其是年龄在 25 岁以下。
- 首次性交。
- 多个性伴侣。
- 生活在性传播疾病高发区域。
- 无避孕措施。

PID 有 3 个重要的并发症：

- 慢性盆腔痛。估计有 25% 的急性 PID 患者发生。
- 不孕症。输卵管炎导致输卵管管腔狭窄和粘连，导致输卵管性不孕，15% 的患者在一次 PID 后出现。不孕率随着感染次数的增加而增加。
- 异位妊娠。有 PID 病史的女性发生异位妊娠的风险为 15%~50%。

1. 症状和体征

- 衣原体和淋病奈瑟球菌感染可能均无明显症状，但淋病奈瑟球菌与衣原体感染相比更常出现症状。
- 大多数 PID 在月经结束时或月经前 10d 内发病。
- 淋球菌引起的 PID 可能会突然出现伴有发烧 ≥ 38℃，恶心，呕吐，严重的盆腔和腹部疼痛等中毒症状。
- 非淋球菌性 PID 可能表现为钝痛或持续的下腹疼痛。
- 75% 的患者出现异常阴道分泌物，特别是黏液脓性分泌物。

- 40% 的患者出现性交后出血。
- 腹部压痛，伴有或不伴有反跳痛。
- 腹部右上象限压痛，4% 中重度的 PID 患者会出现肝包膜周围炎综合征。
- 宫颈举痛。
- 子宫压痛。
- 附件压痛。

2. 临床诊断和实验室检查

PID 诊断主要依据临床表现，并无一种单独的实验室检查能诊断 PID。支持该诊断的检查有以下几种：

- 血液指标：<50% 急性 PID 患者的白细胞计数增加，血沉比白细胞计数更敏感。
- 淋病奈瑟球菌 DNA 探测及培养。
- 衣原体 DNA 阴道或宫颈内探测及培养。
- 阴道超声检查。

PID 中超声检查的阳性结果可能包括：

- 中间子宫内膜回声增厚和不均匀可能提示子宫内膜炎。
- 输卵管积水。
- 卵巢增大，边界不清，附件内有游离液体。
- 输卵管卵巢脓肿：附件包块，壁增厚，中央积液。
- 抗生素治疗无效最终通过腹腔镜确诊。

3. 治疗措施

PID 治疗的目的在于缓解急性症状，去除感染，将后遗症风险降到最低。早期干预对于保存生育能力至关重要。

所有不复杂的 PID 患者都可在门诊使用广谱抗生素进行治疗，抗生素应覆盖所有普通病原体，尤其是沙眼衣原体和淋病奈瑟球菌。推荐的抗生素组合方案包括：

- 头孢曲松 250mg 单次肌内注射，或头孢西丁钠 2g 单次肌内注射，可同时给予丙磺舒 1g 单剂量口服，或另一单剂量注射第三代头孢菌素（如头孢唑肟或头孢噻肟）。
- 多西环素 100mg，口服，2 次 / 天，持续 14d。
- 甲硝唑 500mg，口服，2 次 / 天，持续 14d，用于疑似阴道炎患者，或在前 2~3 周内接受妇科检查的患者。

大约 75% 的 PID 患者，包括 60% 的输卵管卵巢脓肿患者，应用抗生素能够治愈。脓肿依然存在者可通过 CT 或超声引导经皮下或经阴道后穹窿进行脓肿切开治疗。

以下情况需要住院治疗：

- 诊断不明确。
- 存在盆腔脓肿。
- 病情加重。
- 妊娠。
- 门诊无法耐受口服抗生素。
- 免疫缺陷。
- 门诊治疗 72h 后症状未改善。

4. 腹腔镜手术

腹腔镜手术优于剖腹手术。它适用于诊断不明确或门诊治疗 72h 后症状无改善的患者。除了明确诊断，手术目的是保存生育功能。手术限于简单的引流、粘连松解、大量冲洗盆腔，很少进行单侧附件切除术。

生育能力低下相关病例图示

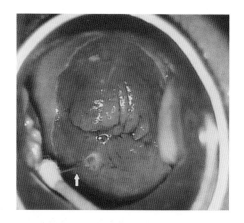

▶ 无排卵是导致生育能力低下的常见原因。这张图片显示一名年轻女性明显外翻的宫颈。清晰的拉丝样宫颈黏液（白色箭头）显示了其月经周期中的排卵时间。在血清中孕酮难以测定时，将拉伸宫颈黏液长度的测量用作排卵检测。

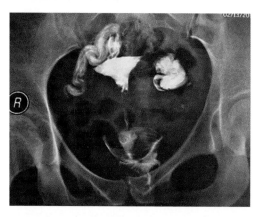

▶ 子宫输卵管造影图片显示输卵管阻塞是不孕的原因。

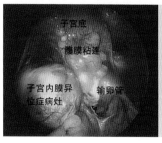
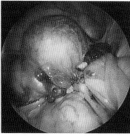

▶ 腹腔镜图片显示严重的子宫内膜异位症病灶情况，子宫内膜异位症是导致生育能力低下的常见原因。

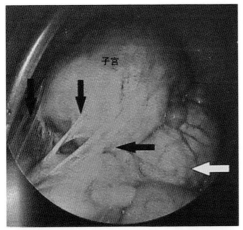

▶ PID 患者的腹腔镜图片，伴有输卵管积水（白色箭头）和致密而浅薄的粘连（黑色箭头），这些粘连封闭了子宫凹陷。

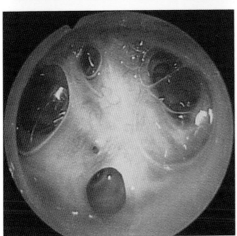

▶ 宫腔镜检查图片显示了宫腔内严重的纤维化瘢痕（子宫腔粘连综合征），这是该女性不孕的子宫因素。

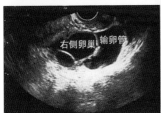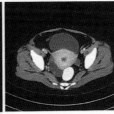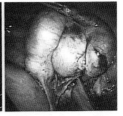

▶ 图示输卵管积水在超声检查（左）、CT 检查（中图）和腹腔镜检查（右图）中表现为扩张的输卵管结构。

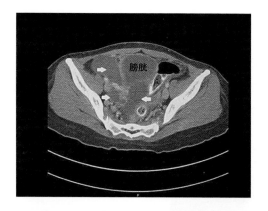

▶ CT 扫描图片显示盆腔
脓肿（白色箭头）。

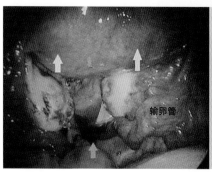
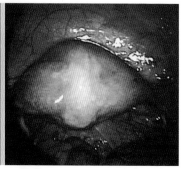

▶ 腹腔镜图片，左图显示一个双角子宫（白色箭头）。输卵管通液术显示输
卵管通畅，亚甲蓝溶液从输卵管的伞末端溢出（黄色箭头）。右图子宫显示
出典型的双角子宫外观，子宫中线有纤维带。双角子宫是可以怀孕的。

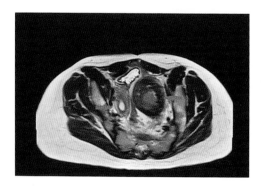

▶ MRI 成像（T2 信号）
显示了双子宫的双角（黄
色箭头）。

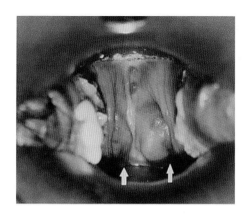

▶ 图示先天性生殖道异常，患者有两个宫颈（白色箭头）。

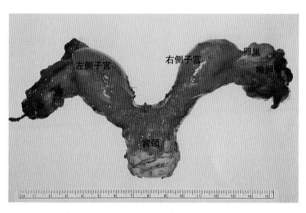

▶ 图示双子宫的子宫切除术的标本。

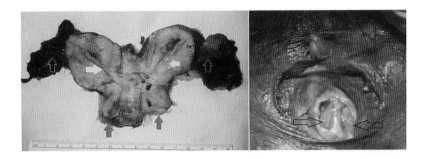

▶ 这组图片显示了一个双子宫标本，也被称为子宫畸形，这是子宫的一种先天性异常，在胚胎发育过程中，两侧的副中肾管未融合所致。有两个子宫体（白色实心箭头），两侧都有输卵管（空心箭头），另有两个宫颈（黄色箭头）。右图显示双阴道（黑色箭头）。在这个病例中，双子宫与正常妊娠同时存在。有些双子宫与反复流产、早产或胎儿臀先露有关。

（王聪　译）

病例 22
节　育

一名 30 岁的女性想推迟怀孕。

●什么避孕方式可靠并且适合患者？

●什么是事后避孕？

●当患者意外怀孕时，有哪些选择？

概　述

　　避孕是患者一个积极的、有价值的选择。在一个宽容没有偏见的环境中，患者可以咨询所有避孕方法的使用、益处和风险，以及后续方案。在帮助患者选择避孕方法时，应考虑之前避孕方法的经验和方式。放置节育器之前需要对患者进行体格检查，包括血压和体重监测，以及盆腔检查。如果确定没有怀孕，患者可以立即开始实施她选择的避孕方式。避孕应该持续至绝经或女性至少达到 50~55 岁。

什么避孕方式可靠并且适合患者？

　　适合某患者个体目标的可靠避孕方式包括：短期可逆避孕、长期可逆避孕和永久避孕。

1. 口服避孕药（OCP）

　　OCP 以 28d 为一个周期，其中 21d 为每日单次剂量，7d 为无药或安慰剂，这是最可靠的短期避孕方法。据报道，每年的避孕失败事件发生率为 0.5%[95%CI（0.4，0.5）]。漏服或在随后周期中连续使用药物可能导致 OCP 失败。另外，治疗并发症的药物也有可能干扰 OCP 在消化道的吸收。在现实生活中，这些问题都会导致避孕失败，失败率达 9%。

研究发现大约 89% 的女性在停止服用 OCP 的 2 年内怀孕，从而证实了避孕的可逆性。排除年龄的影响后，其累积受孕率与非使用者无差异。

OCP 可以很好地控制月经周期。与非使用者相比，OCP 使用者患卵巢囊肿、卵巢癌和子宫内膜癌的终生风险更低。

OCP 的不良反应基于其所含激素的生物活性。最广泛使用的 OCP 含有炔雌醇（含量为 20μg 或 30μg）和孕激素。所有的孕激素都是 19- 去甲睾酮的衍生物，除了 17α - 螺内酯的衍生物屈螺酮。下表展示了孕激素的分类。

孕激素的分类

	制备	孕激素活性	雌激素活性	雄激素活性
第一代	炔诺酮	低	低	低
	双醋炔诺醇	中	低	低
第二代	左炔诺孕酮	高	低	高
	炔诺孕酮	高	高	高
第三代	去氧孕烯	高	低	低
	诺孕酯	高	低	低
第四代	屈螺酮	高	低	低

孕激素、雌激素和雄激素在分子方面的差异决定了它们的药理特性和不良反应。理想的 OCP 是孕激素活性高，雌激素及雄激素活性低。

轻微的胃肠道不良反应很常见，包括恶心、呕吐、胃痉挛、腹胀、腹泻或便秘、食欲增加或减少、体重增加或减轻。皮肤可能出现棕色或黑色斑点、痤疮或头发生长异常。月经的改变可能为经间期出血或点滴出血、月经量改变、疼痛或停经。可能出现头晕或晕眩、乳房胀痛和肿大，有些患者阴道白色分泌物增多。

OCP 不良反应不常见，但严重不良反应应引起医生注意，包括严重的头痛、语言问题、手臂或下肢的虚弱或麻木、下肢疼痛、部分或完全失明、复视、眼部肿胀、挤压性胸痛或胸闷、咯血、气短、深色尿、浅色大便，以及抑郁症。

在一些 OCP 使用者中可见收缩压和舒张压轻度可逆性增加。静脉血栓栓塞（VTE）的绝对风险很低，约为 1/30 万 ~1/10 万。使用 OCP 的前 3 个月是最危险的时期，因为 VTE 具有潜在的遗传性和获得性风险。其他危险因素包括年龄、肥胖和吸烟。在没有其他心血管危险因素的健康人群中，新型 OCP 炔雌醇含量小于 50μg，不会增加心肌梗死的风险。额外的缺血性卒中的风险主要见于伴有先兆偏头痛的女性。

2. 经皮避孕贴片

经皮避孕贴片（Evra®）是一种用于腹部或臀部皮肤的小方块胶粘贴片。每个贴片使用 7d，并立即更换新贴片。每个周期包括连续 3 周的透皮贴敷和 1 周的停用。贴片每天向体循环释放 20μg 的炔雌醇和 150μg 的诺孕曲明。

经皮避孕贴片具有与 OCP 相似的功效。与 OCP 相比，贴片使用者每周期具有更好的依从性。但由于乳房胀痛、恶心和呕吐等不良反应的发生率较高，贴片使用者与 OCP 使用者相比停用率更高。

3. 阴道避孕环

阴道避孕环（NuraRing®）是一种放置在阴道的柔软的管状

圆环装置。它含有炔雌醇和依托孕烯，是去氧孕烯的活性代谢物，每个环在阴道中放置 3 周，在无环间隔 1 周后更换。

阴道避孕环和 OCP 使用者在避孕效果、依从性和停用率方面是相似的。两者的不良反应也是类似的，但阴道避孕环使用者还可能会感到阴道刺激。

4. 醋酸甲羟孕酮（DMPA）

DMPA 是一种非常有效的长期避孕方法，每 3 个月肌内注射 150mg 醋酸甲羟孕酮。年避孕失败率为 0.2%，3 年累计失败率为 0.7%。其高回购率曾导致 1 年内停产率高达 40%。

DMPA 被广泛应用于哺乳期女性、青春期女性和年轻女性。生育力的恢复可能需要 12~18 个月。长期使用 DMPA 会导致血脂增高、体重增加、月经改变和骨质疏松。已知有心血管疾病危险因素、激素敏感性癌症和骨质疏松症的女性禁用 DMPA。DMPA 与子宫内膜异位症疼痛减轻和镰状细胞危象有关。

5. 皮下埋植剂

皮下埋植剂（Implanon NXT）是一种有效期为 3 年的长期可逆的避孕药。该装置是一个单一的 4cm 乙烯 - 醋酸乙烯酯棒，其含有 68mg 的炔诺孕酮。避孕原理是抑制排卵，使宫颈黏液黏稠抑制精子穿透，并可能通过使子宫内膜变薄来防止受精卵着床。避孕率为 99.9%。

在局部麻醉下，将装置直接植入非支配臂的上臂内侧皮肤下。3 年后，在装置上做一个小型皮肤切口取出装置，然后立即插入一个新皮下埋植剂。皮下埋植剂取出困难的发生率为 1%。

皮下埋植剂最常见的不良反应是月经改变。大约 3/5 的女性会经历偶发、不规则出血，1/5 的女性会出现闭经，1/5 的女性出现反复、长期的出血。它可以减轻子宫内膜异位症引起的疼痛。

6. 宫内节育器（IUD）

IUD 是高效、长期可逆的避孕方法，避孕时间为 3~5 年。有含铜和含左炔诺孕酮的宫内节育器。Mirena® 是一种 T 形装置，含有 52mg 左炔诺孕酮，5 年内每天释放 20μg，其避孕率为 99.8%。左炔诺孕酮可引起严重的子宫内膜萎缩、宫颈黏液黏稠和排卵延迟。

全身低剂量激素的释放导致几乎没有全身的孕激素反应。然而，在最初几个月的使用中，陆续少量阴道出血很常见。随后，出血情况改变为月经量减少、月经稀发和不规则出血或闭经。

Joydess® 是一种改进的 Mirena®，一种是更薄的携带 13.5mg 的左炔诺孕酮的装置，每天释放 8μg，共 3 年。避孕率为 99%，月经改变的发生率低于皮下埋植剂。12 个月停药率为 10%。

Nova-T380® 是含铜的非激素 IUD。铜离子对精子而言是有毒的，它可引起子宫内膜的改变，不利于受精卵着床。5 年避孕率为 99.2%。该装置与月经过多和盆腔疼痛有关。不带铜 IUD 使用者可降低子宫内膜癌和宫颈癌的风险，其机制尚不清楚。

7. 避孕套

避孕套通常是乳胶避孕套，但聚氨酯避孕套可用于对乳胶过敏者。使用男性避孕套作为唯一避孕方法的夫妻每年的怀孕率为 15%~20%。避孕套是一种有效的避孕方法，用于那些对其他避孕方式有禁忌证的女性。它还能有效减少许多性传播疾病，如人类免疫缺陷病毒。

8. 永久避孕

永久避孕通常为通过外科手术阻塞或去除输卵管的一部分。这是年龄在 35 岁以上计划停止生育的女性最常见的避孕方法之一。印度的永久避孕率平均为 20%，最高可达 35%。

产后输卵管结扎术是在剖宫产期间或在分娩后 48h 内通过脐水平小切口完成的。输卵管部分切除术 1 年的失败率约为 0.6‰，10 年的失败率约为 7.5‰。与部分输卵管切除术相比，使用钛夹（Filshie）封堵输卵管峡部似乎避孕失败率更高（24 个月，0.017 *vs.* 0.004）。

腹腔镜下阻塞输卵管可以通过电凝、硅橡胶带机械阻塞、弹簧夹或钛夹及部分或全部输卵管切除术来实现。这种手术是安全的，手术并发症的发生率为 0.9%~1.6%。10 年随访妊娠率约 7.5‰。

输卵管全切除术作为一种永久性避孕手段，其兴起是基于一些卵巢癌起源于伞部细胞的理解。输卵管全切除术手术时间比部分输卵管切除术长，并且比夹闭输卵管更昂贵。

宫腔镜下输卵管阻塞是一种在局部宫颈麻醉下的手术。该手术包括宫腔镜引导下将 Essure（美国）装置置于输卵管近端。Essure 是一种遮挡装置，由镍钛合金外圈和不锈钢内圈组成，内圈用聚对苯二甲酸乙二醇酯纤维包裹。必须在术后 3 个月通过子宫输卵管造影来确认是否双侧输卵管完全闭塞，在此期间需要替代避孕。报告成功率为 76%~96%。

什么是事后避孕？

事后避孕也被称为紧急避孕。它用于预防无保护性交后怀孕或避孕方法失败的情况，如避孕套破损或漏服 OCP。

1. 带铜宫内节育器

这是在性交 5d 内最有效的紧急避孕措施，并且不受女性体重的影响。妊娠率为 0.1%。它可以作为长期避孕进行。使用 IUD 的障碍在于需要训练有素的专业人员置入。

2. 醋酸乌利司他（UPA）

这是一种选择性孕激素受体调节剂。即使在黄体生成素（LH）

已经开始上升后，单次口服 30mg 醋酸乌利司他仍可延迟排卵。醋酸乌利司他比单纯左炔诺孕酮方案更有效，并可维持其疗效达 5d。每 5~7d 重复使用醋酸乌利司他是安全的。

使用醋酸乌利司他后可立即恢复非激素避孕，但 OCP 的恢复不应早于醋酸乌利司他后 5d。

3. 左炔诺孕酮（LNG）

1.5mg LNG 通过在 LH 高峰之前延迟排卵，是一种有效的紧急避孕方法。妊娠率受女性的体重影响：体重 65~75kg 的女性为 1.4%，体重超过 75kg 的女性为 6.4%。

4. Yuzpe 方案

由 100μg 乙炔雌二醇和 0.5~1.0mg 左炔诺孕酮组成，疗效不佳，通常可引起恶心。仅在无单一孕激素紧急避孕时使用。

5. 米非司酮

在中国、俄罗斯和越南，米非司酮（10~25mg）也可作为紧急避孕药使用。

当患者意外怀孕时，有哪些选择？

无论是否使用避孕措施，非计划、不适时和不希望的怀孕统称为意外怀孕。2006—2008 年间在美国进行的一项全国性调查显示，50% 的怀孕是意外怀孕。意外怀孕可能会给女性带来压力。医生在其中起着重要的作用，在尊重患者的决定和权利的前提下，以非评判的方式协助女性做出决定，并指导她们获得适当的资源。

意外怀孕的女性有 3 种选择：

1. 继续怀孕并抚养孩子

意外怀孕的结局比其他妊娠差。与其他妊娠相比，意外怀孕的围生期死亡率是正常妊娠的 2 倍，意外怀孕中极低出生体重儿的发生率是正常妊娠的 5 倍。目前已有几个观点来解释这些现象。意外怀孕的女性接受的产前护理少于推荐，例如孕前叶酸使用率较低，产前和产后烟草使用增加，并且不太可能进行早孕期保健。

医生应指导这些女性在怀孕期间和分娩后获得适当的产科护理及社会和财政的援助资源。

2. 继续妊娠至足月并选择领养

很少有意外怀孕的女性为孩子选择领养。选择领养的因素有怀孕者有较高的教育水平和较高的职业或教育愿望，在领养方面有积极个人经验的女性，其男朋友或母亲希望她们选择领养，以及不能从母亲那里得到儿童保育方面帮助的女性。

医生可以向这些女性提供信息、建议或产前保健，但不得代理领养、将潜在的父母与母亲配对或领养自己患者的子女。多个资源和法律机构可供有意愿让孩子领养的女性选择。

3. 人工流产

考虑人工流产的女性应充分了解人工流产和持续妊娠的潜在健康风险。通过适当的咨询和合法的成熟医疗管理，人工流产是安全的，没有长期的情绪或心理后遗症，对女性的后续生育也没有显著影响。事实上，人工流产相关的产科发病率是较低的，特别是与产科常见的并发症如妊娠合并高血压疾病、产前和产后出血及外科手术（如剖宫产）等相比。

由于现有的堕胎相关法律的允许，大约 50% 的意外怀孕是通过人工流产终止的。在新加坡立法机关，人工流产的孕龄限制为满 24 周，从最后一次月经的第一天算起。新加坡立法机关还要求女性申报其婚姻状况、受教育程度和现有子女人数，并由专门的人员进行强制性咨询。在专业咨询和女性正式同意人工流产之间至少有 48h 的时间间隔。

- 早期妊娠药物流产可口服米非司酮 600mg，48h 后口服 400μg 米索前列醇片（克喜溃）；或者口服米索前列醇 800μg，或阴道每 3h 置药 1 次，持续 12h。成功率为 90%，且具有避免麻醉和侵入性手术的优点。这种方式并发症很少，但仍会出现感染、疼痛（需要镇痛治疗）、阴道出血时间长等并发症，以及需要紧急手术的出血。

孕中期药物流产使用米非司酮 200mg 进行引产，然后米索前列醇 400μg 置入阴道或舌下含服，每 3h 1 次（同一天最多重复应用 5 次）；或者放置吉美前列素 1mg 阴道栓，每 3h 1 次（同一天最多放置 5 次）。24h 内成功率在 80% 以上。

- 外科人工流产术是通过扩张和真空抽吸和（或）刮除术来完成的。在孕早期和孕中期都可以实施。相比于药物流产，成功率很高，出血少。手术流程迅速，不需要特定的患者随访。手术治疗的缺点是需要麻醉，并且存在宫颈和子宫损伤的风险。

避孕病例图示

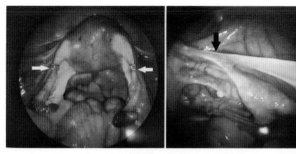

▶ 这组腹腔镜照片显示使用钛夹阻塞输卵管（左图白色箭头）和肠粘连至输卵管横切面部位（右图黑色箭头）。

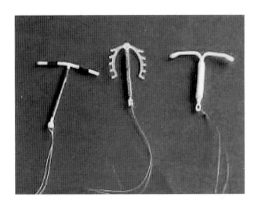

▶ 图示 3 种宫内节育器（IUD），左起依次为：T型铜环、母体乐和曼月乐。

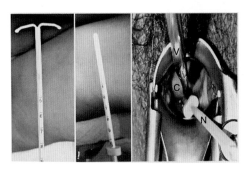

▶ 图示置入一个 Nova-T 带铜宫内节育器的过程。左图展示了该装置。中图显示 IUD 已经缩回护套（在图片右侧中以"N"标记）。右图中 C 是用宫颈钳（V）钳夹宫颈（C），IUD 装置（N）通过宫颈置入宫腔。

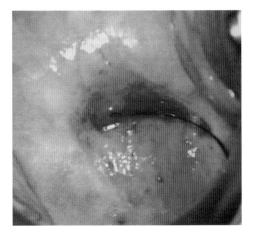

▶ 这张宫颈图片显示了 IUD 的蓝色尾丝。它的存在是 IUD 存在的保证，是取出 IUD 时需要的尾丝。

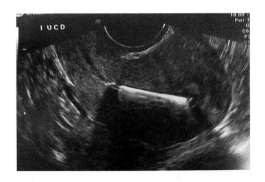

▶ 超声扫描图示带铜宫内
节育器的浓密阴影（曼月
乐在超声扫描上显示不
清楚）。

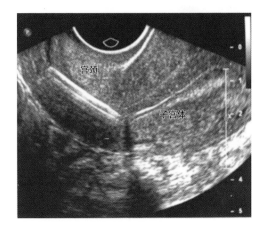

▶ 图示宫颈管内 IUD 的阴
影。这是一个已经部分取
出的 IUD。

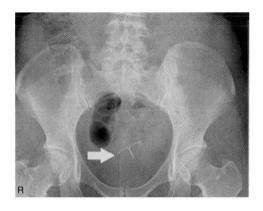

▶ X 线片示曼月乐不能被
X 线穿透（白色箭头）。

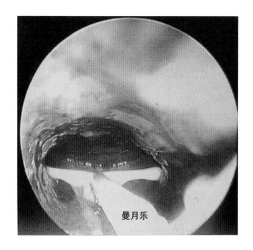

曼月乐

▶ 宫腔镜图片显示宫腔中有一个曼月乐。注意长时间使用曼月乐后子宫内膜可能出现严重萎缩。

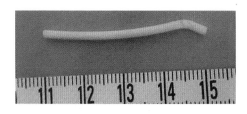

▶ 这张图片为皮下埋植剂置入 3 年后的杆。

（高婉　译）

病例 23
潮　热

一名 50 岁的女性主诉潮热和大量出汗。

- 什么是绝经期?
- 什么是绝经过渡期?
- 与绝经有关的主要健康问题是什么?

什么是绝经期?

绝经期是指由于衰老或医源性原因,如双侧卵巢切除或盆腔放疗,卵巢功能丧失而导致女性生殖功能停止。过早绝经(现在被称为原发性卵巢功能不全更恰当)指 40 岁前青年女性停止排卵和分泌雌激素、孕酮和睾酮。在临床实践中,当月经自发停止持续 12 个月及以上时被诊断为绝经。

在绝经期,由于自然卵泡闭锁引起卵巢卵泡发育失败,导致卵巢停止分泌雌二醇、孕酮和睾酮。其特点是血清卵泡刺激素(FSH)水平升高,黄体生成激素(LH)水平轻度升高,抗米勒管激素(AMH)水平降低。绝经后少量雌激素的来源是雌酮,它是由肾上腺和卵巢间质分泌的雄烯二酮经外周芳构化产生的。

生理性绝经的平均年龄为 51.3 岁,在医学领域,这个数据一直保持不变。1992 年,一项关于马萨诸塞州 2 570 例健康女性的大型横断面研究表明,绝经年龄为 45~55 岁(见下表)。

绝经年龄的分布情况

年龄（岁）	绝经发生率
45	8%
46	9%
47	14%
48	20%
49	27%
50	36%
51	46%
52	58%
53	70%
54	78%
55	82%

什么是绝经过渡期？

　　绝经过渡期以前被称为更年期或围绝经期，是卵巢功能衰退出现临床症状的一段时期。这个时期持续 5~6 年，通常在 45~47 岁开始出现，可能包括刚绝经后的数年。在绝经过渡期的早期阶段，随着每个周期可供补充的卵母细胞池的减少，卵巢对 FSH 刺激出现抵抗，并且越来越多的周期是无排卵的。然而，一旦卵泡发育并排卵，黄体期保持正常，怀孕是可能的。血清 FSH 水平的升高是绝经过渡期的标志，但血清 FSH 水平的生理范围很宽，使单纯 FSH 值的变化并无临床价值。血清 FSH 测定呈上升趋势，是绝经过渡期的生化标志，但其临床应用并非必须。

绝经过渡期的临床症状

　　超过 95% 的女性在绝经过渡期至少有一个症状。症状发生率在 47 岁达到高峰，在随后的 5 年中乳房压痛、心悸、头晕、易怒、焦虑、抑郁、流泪和严重头痛的发生率下降。相比之下，失眠、肌肉骨骼疼痛和关节疼痛、潮热、阴道干涩及性交困难更常发生在 48~54 岁。在所有的症状中，失眠、易怒、焦虑、严重潮热和出汗及阴道干涩对生活质量具有很大的负面影响。

1. 月经不调

绝经过渡期月经最显著的变化是月经周期缩短，少于 25d。这是卵巢对 FSH 刺激无反应的结果。其他类型的异常子宫出血需要进一步评估，以排除子宫内膜或宫内病变。

2. 潮　热

75% 的女性可能在绝经过渡期出现潮热。这是突然出现暖感的短暂感受，最常见的是面部（78%）、颈部（74%）和胸部（61%）。在一些女性中，潮热会扩散到全身，可能与脸部发红有关，就像脸红一样。潮热可以发生在白天或晚上，通常伴有出汗和（或）心悸。根据女性自我报告评分，潮热的严重程度的分布情况为 41% 为轻度，43% 为中度，13% 为重度，1.8% 为极重度。同样，令人烦恼的潮红的严重程度分布情况为 43% 为轻度，33% 为中度，17.5% 为重度，6% 为极重度。这种症状的持续时间在不同的女性之间有很大的差异。潮热中位持续时间为 1 年。在中度到重度潮热的女性中，中度潮热的持续时间可以长达 5 年，其中 1/3 的女性潮热症状可持续至最后一次月经后 10 年甚至更久。

3. 失　眠

睡眠障碍由阿森斯失眠量表（AIS）——一种自我管理的心理测量方法进行评估，它可以量化睡眠困难，定义睡眠障碍。40~44 岁的女性中有 40% 患有睡眠障碍，55~59 岁的女性中有 45% 患有睡眠障碍。日间功能障碍（嗜睡）在绝经过渡期女性中最常见，在绝经后期女性中较少见。失眠与焦虑和抑郁、使用催眠药物、出现血管舒缩症状，以及酗酒之间存在密切关系。

绝经过渡期睡眠障碍似乎与孕酮水平低有关，而并非与雌激素有关。孕酮通过提高 γ–氨基丁酸（GABA）的作用，起镇静和抗焦虑的作用。单用雌激素替代疗法并未显示出对失眠的持续改善。

4. 焦虑和抑郁

经常有报道显示，绝经过渡期的女性容易出现情绪变化和神经过敏。苏黎世一项基于社区的长期研究报道显示，绝经前女性重度抑郁发作的年患病率为 18.5%，绝经过渡期女性为 13.8%，绝经后女性为 11.1%。据报道，在这个时期，女性发生焦虑的 12 个月患病率相似，为 22%~24%。绝经过渡期的情绪障碍与年轻时期的精神障碍之间有很强的联系。当前有证据支持，与绝经期性激素缺乏相比，绝经过渡期的焦虑障碍和抑郁与生活事件和先前的精神障碍关系更大。

5. 疲劳、疲倦和缺乏精力

当这些症状日益加重时，与身体和认知功能的损害有关。重要的是要排除特定的基础身体疾病，包括甲状腺疾病、贫血、肾上腺功能不全及卒中和心脏病史后遗症。

据报道，50% 的女性在绝经过渡期出现这些症状。在绝大多数情况下，这些症状要么是睡眠障碍的结果，要么与压力、焦虑、抑郁或其他心理状况有关。

6. 性欲低下或丧失

对 42~52 岁的女性进行为期 10 年的大型社区随访后发现，每周有 1 次或多次性欲的比例从 58.4% 的基线下降到 10 岁时的 35%。然而，性唤起和性高潮的频率并没有明显的变化。雌激素还没有被发现在性功能的任何一个领域发挥作用。雄激素在女性性功能中所起作用的证据是相互矛盾的。雄激素在血液循环中的水平随着年龄的增长而下降，包括绝经过渡期在内，但在这些女性并未出现可用于临床诊断雄激素缺乏的特征性的雄激素下降指标。此外，女性的性欲受生理、情感和社会心理状态等复杂过程的制约。因此，女性性欲下降与年龄变化的关系更大，而不是绝经过渡期激素的波动。

7. 阴道干涩

据报道，70% 的女性在绝经过渡期阴道轻微干涩，12% 的女性中度干涩，7% 的女性重度干涩。另外，10% 的女性在绝经后期会经历严重的阴道干涩。

8. 肌肉骨骼疼痛

据报道，约 50% 的中年女性会出现疼痛和关节僵硬。这些症状的发生率在绝经过渡期呈上升趋势。多因素分析表明，这些症状与高体重指数、负性情绪和骨关节炎的放射性诊断有关。

9. 头痛、头晕、眩晕

据报道，16% 的女性在绝经过渡期会出现头痛，30% 的女性会出现头晕和（或）眩晕。一般来说，育龄期女性偏头痛发作的次数多于男性，比例为 3 : 1，发病高峰期为 42 岁。雌激素的神经高度敏感的效应是通过谷氨酰胺、5- 羟色胺、阿片类和去甲肾上腺素系统介导的。相反，孕激素及其代谢产物通过激活 GABA 神经系统和调节雌激素在中枢神经系统的作用而引起低反应的神经效应。在黄体期晚期，雌激素和孕激素的快速下降是一些女性偏头痛的诱发因素。与有先兆偏头痛相比，无先兆偏头痛对卵巢激素波动特别敏感。近期发现，前庭偏头痛，其特征是偏头痛与头晕和（或）眩晕的前庭症状之间具有高度可变的时间关系。绝经过渡期常见的头痛、头晕和（或）眩晕症状很可能是该时间段雌激素和孕激素波动诱发的前庭偏头痛引起的。

与绝经有关的主要健康问题是什么？

绝经相关疾病

发达国家的女性一生中有 1/3 或更多的时间处于绝经期。绝经期的健康问题是由于卵巢激素的减少导致了疾病发作和疾病恶化。它们对这些女性的生活质量、发病率和死亡率产生了负面影响。

1. 骨质疏松症

生理性骨转换体现了成骨细胞和破骨细胞活动的平衡。雌激素通过这些细胞的雌激素 β 受体，对骨生理学起着重要的生理作用。绝经期骨质流失严重，对骨小梁的影响大于骨皮质。据估计，在骨质流失总量中，大约 50% 发生在绝经最初的 5~10 年。

骨量直接影响骨的抗拉强度。骨量减少会增加骨折的发生率。目前，临床上对骨折风险的评估主要采用双能 X 线吸收仪（DXA）进行测量骨密度（BMD）法。以 BMD 峰值作为参考，测量值低于 1~2.49 个标准差被称为骨质减少。骨质疏松症的定义是 BMD 测量值低于参考范围 2.5 个标准差或更多。

在新加坡，绝经前女性脊柱和股骨头骨质疏松症发生率分别为 6.5% 和 23.4%，绝经前女性脊柱和股骨头骨质疏松症患病率分别为 0.5% 和 7.1%。51~60 岁未接受雌激素替代治疗的女性脊柱和股骨头骨质疏松症的发生率分别为 3.8% 和 15.7%，60 岁以上女性的患病率分别上升至 10.5% 和 36.8%。在接受雌激素替代疗法的女性中，脊柱骨质疏松症的发病率约为 2.5%，股骨头骨质疏松症的发病率约为 14%。

骨质疏松性骨折的发生率从 4%（50~59 岁女性）显著增加到 52%（80 岁以上女性）。值得注意的是，绝经期骨折形态会发生变化，前 10 年出现桡骨下端骨折，后 10 年出现椎骨骨折，晚年出现股骨髋关节骨折。

2. 心血管疾病

男性和女性心血管疾病的风险均随着年龄的增长而增加，其中，女性中心血管疾病的发生率比男性滞后了 10 年。然而，性别导致的差异随着年龄的增加而减少，这是因为与男性相比，女性心血管疾病发病率增加得更多。美国心脏协会的统计数据（2007 年）显示，在 45~54 岁至 55~64 岁这 10 年间，男性和女性心血管疾病发病率的增长率相似（110%）。但是在从 55~64 岁到 65~74 岁的 10 年间，女性（124%）的增长率是男性（61%）的 2 倍。

我们通过观察发现，绝经期与心血管疾病之间的关系还包括总体月经时间越长，罹患心血管疾病的风险就越低。

绝经期是一种生物可利用睾酮相对占优势的状态，这是雌激素和性激素结合球蛋白的循环水平下降的结果。这反过来又与代谢综合征、内脏型肥胖和促炎细胞因子分泌的严重程度的快速进展有关。这些病理生理变化是心血管疾病的危险因素。

3. 绝经期泌尿生殖系统综合征

绝经期泌尿生殖系统综合征是指由于内源性雌激素缺乏而导致外阴、阴道、膀胱和尿道发生变化的一系列症状。约 30% 的绝经期女性患有此病，其中 60% 的患者积极寻求治疗。主要表现为外阴瘙痒、外阴疼痛、排尿困难、性欲减退、性反应差、性交困难、性交后出血、阴道分泌物或出血、尿频及尿急、排尿困难、尿失禁。这类患者的症状严重程度不同，根据其主要症状，可分为萎缩性外阴阴道炎、萎缩性阴道炎、膀胱过度活跃等。

临床上，绝经期外阴萎缩表现为颜色苍白和轮廓扁平、阴道口狭窄、阴毛稀疏、阴道黏膜光滑、皱褶消失，可出现瘀点或上皮溃疡。

胚胎学上，下泌尿道和生殖道是从同一原始泌尿生殖窦发育而来的。在女性的一生中，这些结构均对雌激素具有高度敏感性。雌激素缺乏会导致阴道、前庭黏膜、膀胱三角区和其他尿路上皮细胞的上皮萎缩。阴道周围和尿道周围胶原蛋白的减少导致组织萎缩和弹性丧失，从而导致解剖学萎缩。雌激素的减少还会降低阴道上皮糖原的产生，从而导致乳酸菌数量减少和阴道分泌物 pH 值升高。这些环境变化促进了阴道内粪便菌群和菌尿的定植。

绝经期泌尿生殖系统综合征的主要治疗方法是局部雌激素治疗。阴道内雌激素治疗，无论是以乳膏、子宫托还是以阴道环的形式，对于改善阴道干燥和润滑，以及减少性交困难，都被证明是有效的。据报道，采用阴道雌激素治疗的血清雌二醇水平是口服雌激素治疗的 1/4，但效果是口服雌激素治疗的 4 倍。这类患者需要持续治疗以防止外阴阴道萎缩，长期的阴道治疗是安全的，子宫内膜增生的风险极低。

使用阴道保湿剂或润滑剂治疗可减少阴道干涩，但不能缓解阴道弹性丧失和由阴道薄而引起的性交困难症状。

阴道雌激素疗法也被证明可以改善尿频和尿急的刺激性症状，以及与抗胆碱药物联合使用时可改善尿失禁症状。

4. 阿尔茨海默病和痴呆

阿尔茨海默病（AD）和痴呆的患病率随年龄增长而升高，性别差异显著。90 岁时，女性 AD 患病率是男性的 3.4 倍，而血管性痴呆男性和女性发病率相似。65~90 岁人群的 AD 累积风险，女性（0.22）是男性（0.09）的 2.5 倍。然而，我们在 2016 年对现有文献的 meta 分析发现，绝经年龄与 AD 和痴呆并无关联 [1.16，95% CI（0.74，1.83）]。此外，绝经年龄与除 AD 外的所有原因引起的痴呆没有关联 [0.96，95% CI（0.78，1.21）]。目前，绝经期性激素类固醇神经调节作用的撤退在女性患 AD 风险中的作用仍未得到证实。

绝经相关病例图示

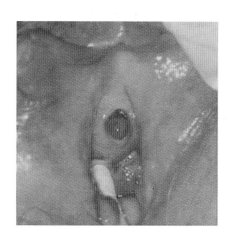

▶ 老年女性，主诉尿频、尿急反复发作。图示萎缩变薄的阴道口黏膜及尿道口隆起的一个红色包块。此病变是由于尿道周围黏膜下胶原组织丢失而导致的尿道黏膜脱出。这种病变有时被称为尿道肉阜。局部雌激素治疗可缓解病情。

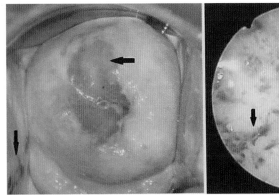
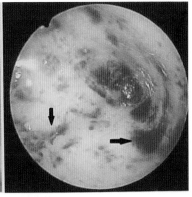

▶ 这组照片显示绝经期萎缩的子宫内膜、宫颈和阴道。这些结构的薄上皮呈苍白色，下面的血管床呈片状发红（箭头）。

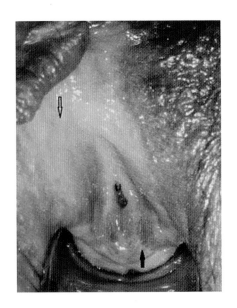

▶ 绝经期女性，主诉阴道有隐隐不适。图示外阴萎缩，黏膜薄而苍白（空心箭头），毛细血管床可见于薄而透明的黏膜（实箭头）。尿道口标记为"U"。

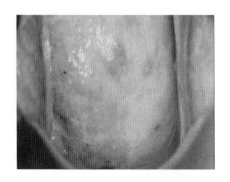

▶ 图示绝经期患者阴道萎缩。黏膜颜色苍白、光滑、无皱褶。

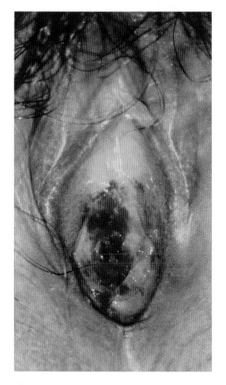

▶ 老年女性患者主诉内裤上有粉红色的污渍。图示黏膜严重萎缩，阴道口表面出血。

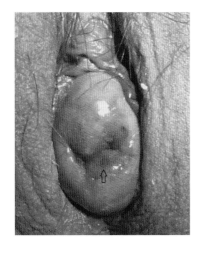

▶ 绝经期的女性外阴有一个包块。如图所示，包块是宫颈。这是由绝经期子宫支持系统的退行性萎缩所致的Ⅱ度子宫脱垂。宫颈突出处黏膜改变（箭头）可导致溃疡和感染。

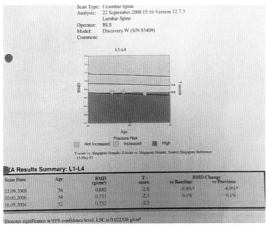

▶ 这张图片记录了一名女性4年来双X线密度仪测量腰椎骨密度显示骨密度逐渐下降。2008年，T值低于2.5个标准差的阈值，并根据世界卫生组织的标准，临床诊断为骨质疏松症。

（高婉　译）